PHILIPP RUCH

SCHLUSS
MIT DER GEDULD

»Jetzt verlöschen die Lichter in ganz Europa.
Wir werden sie in unserem Leben nie wieder brennen sehen.«

EDWARD GREY AM 4. AUGUST 1914

»Wenn man einen Abgrund zuschütten will,
muss man seine Tiefe kennen.«

KONRAD HEIDEN

R. gewidmet, die mit drei Jahren so überzeugt
und grunderschüttert das Böse fürchtet,
wie wir alle es fürchten müssten.

DENKE!

Über die neue Bösartigkeit und warum Politikerinnen und Politiker dringend aus der vierten Gewalt (den Medien) verschwinden müssen – Eine Anleitung für Entschlossene, Übersicht ins gedankliche Chaos zu bringen.

Die Welt als Chaos und Blödsinn

In der *Weltbühne* von 1932 findet sich ein Text von Wilhelm (William) Schlamm, der mich beeindruckt hat. Schlamm versucht, den Zeitungsmachern, Politikern und Intellektuellen die Unart auszureden, den Nationalsozialismus dauernd des Irrtums, der Lüge und der Inkonsequenz zu überführen. Lügenmärchen zu zerpflücken, richte nichts aus. Das würde, so formuliert es Schlamm, »an dem verwirrten Weltbild irgendeines arbeitslosen Franz Huber auch nicht den allerkleinsten Schnörkel gradebiegen«. Der Franz Huber, »der ja kein Privatgelehrter ist«, sei nicht interessiert an der Frage, ob der Nationalsozialismus wahr ist. Er weiß sogar, dass er nicht wahr ist. Schlamm geht es um die Arbeiter, die gegen ihre Interessen Hitler wählen. Wenn die Nationalsozialisten dann plötzlich offen die Interessen von Arbeitgebern vertreten, wissen das die Wähler längst. Weil für Hitlers Wähler Humanität eine Erfindung der Weisen von Zion ist, »erschüttert der Vorwurf des Streikbruchs wahrscheinlich nicht erheblicher, als den Kannibalen der des Kannibalismus erschüttern könnte«.

Früher belächelte ich derartige Zeugnisse mit einer Mischung aus Mitleid und Überlegenheit. Ich hielt die zusammengeschusterte Verschwörungstheorie für wahrheitsfeindlich und überkommen. Ich hielt unsere Öffentlichkeit für reifer und fortschrittlicher. Für waschechte Nazis war der Gedanke an Kosmopolitismus,

Menschenrechte und Internationalität Teil einer jüdischen Weltverschwörung. Der hochmobile Jetset war »verjudet«. Der Gedanke an *eine* »Menschheit« sei von Juden in die Welt gesetzt worden, um die Kraft des »Volkes« zu schwächen. Die Juden waren an allem schuld. Sie steckten hinter der Niederlage des Ersten Weltkriegs und hinter der Globalisierung des Kommunismus (»Internationale«). Sie knebelten Deutschland mit dem Versailler Frieden. Hitler verweigerten sie jahrelang den legitimen Machtanspruch. Was den Nazis im Weg stand, wurde zur »unvölkischen« Sache. Selbst die Vernunft galt als Ausdruck einer »üblen westlerischen und jüdischen Eigenschaft.« Hitler greift Polen an oder Großbritannien erklärt Deutschland den Krieg. Wer steckt dahinter? Juden. Hitler fällt in der Sowjetunion ein und die Truppen stoßen auf Widerstände? Die Juden sind schuld! Es gibt praktisch nichts, woran »die Juden« nicht schuld waren.

Wer glaubt diesen Blödsinn? Wie kann eine hochgebildete und hoch spezialisierte, die bürgerlich-republikanische Öffentlichkeit, im zentralen Strom ihrer Debatten derart katastrophal verdummen? Politische Debatten sind keine Randdiskurse. Sie schleifen oder schärfen den Willen einer Nation.

Warum sah ich uns als weiter fortgeschritten? Weil wir Vernunft, Humanität und Anteilnahme mit anderen Menschen nicht verteufeln? Hitler, der den Hass auf alles schürt, was er »jüdisch« nennt, der Tag für Tag von Ariern, Volk und Kruppstahlmenschen faselt, dieser Hitler ist nicht einmal ein Deutscher. Hitler ist bis Februar 1932 ein Staatenloser – heute würden wir schreiben: ein Flüchtling.

Ein grausamer Witz der Geschichte, den die Ereignisse unserer eigenen Gegenwart nicht witziger machen. Hitler agitiert für ein Land, ein Volk, einen Nationalismus, dessen Pass er nicht besitzt. Der Pass wird Hitler auch nicht irgendwann entzogen. Er ist schlicht nie »Volksdeutscher«, bis ins 42. Lebensjahr nicht (auch wenn er sich selbst zur deutschen Minderheit in der österreich-ungarischen Monarchie rechnet). Es gibt bis dahin zahllose Versuche, Hitler die deutsche Staatsbürgerschaft zu verleihen. Aber er besaß sie nicht. Er ist bis 1932 staatenlos Staatenloser und kämpft für eine große Geliebte, die ihn partout nicht einbürgern will.

Die Zeugnisse, die wir von Intellektuellen zur jüdischen Weltverschwörung besitzen, verharren eigentümlich an der Oberfläche. Was die missionierenden Hakenkreuzler an allen Straßenecken der Weimarer Republik gesagt und gerufen haben – es ist kaum dokumentiert. Die Intellektuellen sind schlicht weitergegangen. Dieses Weitergehen ist bereits der ganze Sinn. Genau um das Angewidertsein von einer politischen Idee geht es.

Die Theorie wird eher im Vorbeigehen unbeabsichtigt fotografiert. Wenige sind tiefer eingestiegen. Das war möglicherweise schon die beabsichtigte Giftwirkung auf die Zeitgenossen: Die Nichtüberzeugten machen an der Türschwelle kehrt. Die Überzeugten werden eingesogen. Als ich zum ersten Mal davon erfuhr, dachte ich, dass man das nicht ernst nehmen kann. Ich dachte: Was für ein unlesbarer Blödsinn!

Die Arroganz ist verflogen. Denn die Gewalt dieser Theorie kehrt zurück. Mit Blödsinn wird wieder Politik getrieben. Nicht im kleinen, im ganz großen Stil. Der größte Bullshit-Artist heißt Donald Trump. Allein in seiner bisherigen Amtszeit wurden ihm bislang 11 000 Lügen nachgewiesen. Wäre er nicht so mächtig, würde ihn keiner ernst nehmen. Er zieht mit dem Versprechen in den Wahlkampf, eine Mauer – ernsthaft: eine Mauer! – um die Vereinigten Staaten von Amerika, *the land of the free*, zu bauen. Könnte ich ins erste Jahrzehnt dieses Jahrtausends zurückreisen, um den Menschen davon zu erzählen, sie würden mich für verrückt halten.

Die AFD wird von Wissenschaftlern und sogar Professoren als Partei gegründet (heute handelt es sich um eine rechtsextreme Organisation). Als Partei tritt sie mit dem Kassenschlager an, die »D-Mark« wieder einzuführen. Entweder stimmt etwas mit der wissenschaftlichen Volkswirtschaftslehre nicht. Oder mit unserer Presse. Die Wiedereinführung der D-Mark hätte im Jahr 2013 selbst einen arbeitslosen Franz Huber nicht bei seinen politischen Leidenschaften packen können. Trotzdem wurde diese Forderung in den Medien teils behandelt, als handle es sich um eine ernst zu nehmende staatstragende Doktrin von tiefer Wahrheit.

Schriftsteller hätten sich das nicht schlechter ausdenken können. Da stehen Wirtschaftsprofessoren und Volksökonomen und blamieren sich in der Öffentlichkeit *nicht* damit, die D-Mark wieder einführen zu wollen. In den 1990er-Jahren hätte diese Wirtschaftsfeindlichkeit eine gute Begründung abgegeben, Vertreter einer solchen Position von der Universität zu werfen. Die D-Mark! Wessen tiefere politische Sehnsüchte bestanden im Jahre 2013 in der D-Mark?

Nehmen wir das für einen Moment ernst, dann klingt es, als wäre eine im deutschen Wirtschaftswunder tief verwurzelte Rentnerclique an der Hartherzigkeit des Pro-Europäers Helmut Kohl verzweifelt, der ihre alten Symbole nicht ernst nimmt. Ich erinnere mich nicht an einen einzigen Bürger, dessen aufrichtiges leidenschaftliches Bestreben 2013 darin bestand, die D-Mark zurückzubekommen. Aber wie viel Aufmerksamkeit erhielt die Forderung? Wie viel Zeit verloren wir mit diesem Blödsinn?

Selbst wenn wir unterstellen, dass die D-Mark in der Seele von Millionen von Menschen eine Sehnsucht geweckt hätte, wäre es Aufgabe einer kritischen Öffentlichkeit, nicht das zu liefern, was gefällt. Die Unterstellung, dass aufgeklärte Bürger sich an so etwas laben wollen, ist bereits eine Form der Verachtung. Wenn Menschen derartige Artikel anklicken (und so die sogenannten »Klickwunder« erzeugen), dann aus *Hysterielust* – um ein Pendant für die Angstlust zu finden. Das ist keine Zustimmung.

D-Mark-Blödsinn als ernst zu nehmende Kritik aufzuwerten und neben legitime Kritik am (gescheiterten) Ausbau der Internet-, Mobilfunk- und Streckennetze zu stellen, ist keine Unabsichtlichkeit. Es wäre wichtig, zwischen relevant und überflüssig zu trennen. Und auf das Überflüssige mit Verachtung zu reagieren. Bernhard Pörksen bezeichnet die Klickwunder als »psychologisches Äquivalent zur Fettleibigkeit«. Eine politisch informierte Öffentlichkeit kommt dadurch nicht zustande.

Trumps Mauer, die D-Mark und der Brexit. Vor fünf Jahren wären wir zusammengezuckt beim Ausblick auf die Gegenwart. Der erste gesellschaftsfähig gewordene Rechtsextreme im deutschsprachigen Raum, Jörg Haider, lancierte seine Karriere mit dem Versprechen, Kärnten tschetschenenfrei zu machen. Tschetschenenfrei! Wie viele Tschetschenen leben in Kärnten? Gab es da nicht mal dieses »judenfrei«? Das erste Wort, das als »Unwort des Jahres« in die

Annalen einging, hieß: »ausländerfrei«. Die Neonazis, die Hoyerswerda tagelang in einen Hexenkessel des Ausländerhasses verwandelten, gaben als Begründung für ihre Taten an, dort »die erste ausländerfreie Stadt« schaffen zu wollen. Mit Erfolg: Die Landesregierung evakuierte alle, die auch nur für Ausländer hätten gehalten werden können, aus der Stadt.

Der Blödsinn, der im Ton des Staatstragenden referiert wird, ist auch nicht »rechtspopulistisch«. Er ist überflüssig. Nicht, dass das Überflüssige nicht ungemein interessant oder angsteinflößend sein kann. Aber Hypes und Klicks machen nichts relevant. Es bleibt banal, nationalistisch (D-Mark) oder rassistisch (tschetschenenfrei). Es ist genau das, worüber wir nicht auch noch eine politische Diskussion brauchen. Aber alle diskutieren fleißig euphorisiert darüber. Wir brauchen engagierte Programmmacher, die entgegnen: »Sie wollen die D-Mark zurück? Melden Sie sich, wenn Sie unser Publikum nicht mehr verulken wollen!«

Als die Welt den Exekutionen der Menschen in Sarajevo zusah, fand ein Reporter seinen Weg in den Zoo. Die Tiere saßen zwischen den Fronten und verhungerten. Auf den Fernsehbildern sah man heruntergehungerte Löwen und Bären, die aus Fell und Rippen bestanden. Der Ton des Aufschreis, den die Tiere seinerzeit fanden, bewog den Schriftsteller Meir Shalev zu einem Artikel. Unter der Überschrift »Wenn die Bosnier Wale wären« schreibt er: »Wer sich daran erinnert, wie vor einigen Jahren ein Wal, der im Eis Alaskas festsaß, mithilfe eines Eisbrechers und für Millionen von Dollars befreit wurde, kann sich kaum des Verdachts erwehren, dass Wale ganz einfach gelernt haben, wie man einen Dummen findet.«

Auch die Bosnier seien Säugetiere. Sie seien auch vom Aussterben bedroht. »Als Präsident in Bosnien würde ich sämtliche Fernsehjournalisten aus Sarajevo hinauswerfen und die Mitarbeiter von ›Survival‹ einladen, damit sie einen Kulturfilm über mein Volk drehen.« Ein Film über Paarungs- und Territorialverhalten, Nestbau, Kultur.

Wir verlieren Zeit. Viel Zeit. Es klafft wieder ein Abgrund zwischen Zukunft und Gegenwart. Es handelt sich bei der Produktion des Blödsinns um einen Akt politischer Destabilisierung. Manche erachten den Meinungsstreit über nebensächliche Themen als sinnvoll. Für mich ist er eine Vernichtung von Stabilität bis wir allmählich fallen.

Der Takt, den die Nachrichten vorgeben, erklingt von rechts. Kevin Kühnerts Vorschläge sind nur der spiegelbildliche Versuch. Ein One-Hit-Wonder. Es wäre ja ganz erfrischend, das andere Lager Woche für Woche denselben Blödsinn in die Debatte einschießen zu sehen: »Enteignet die Reichen!« – »Zwei Wohnungen pro Mensch als Eigentum!« Geschähe dies öfter, würden Leitartikler laut über die Gefährlichkeit des neuen »Linksrucks« nachdenken. Wenn Tumulte vor den Villen der Spitzenverdiener ausbrechen oder die ersten *gated communities* von der Polizei geräumt werden müssen, würden die Ersten über die »Sorgen« der Bevölkerung vor zu viel gesellschaftlicher Ungerechtigkeit schreiben. Es scheint das eiserne Gesetz unserer Tage zu sein: *Wer jagt, hat recht.* Die Opfer müssen schuldig sein.

Ob der Blödsinn von links oder rechts kommt, ändert nichts daran, dass wir Zeit verlieren. Dass wir den Kampf um die Zukunft verlieren. *Wie lange können wir uns mit Blödsinn chloroformieren?* Vor Jahren dachte ich, es könne nicht lange anhalten. Die Halbwertszeit der großen Kassenschlager ist peinlich kurz. Der Schlachtruf nach der D-Mark liegt völlig vergessen in seinem wohlverdienten Grab. Die Umstände waren gegen den Talkshow-Ohrwurm. Wäre die AFD erst im Heute auf die Idee mit der D-Mark gekommen, lebten wir morgen in einem Land ohne Euro. Auf jeden Hit folgt ein neuer. Im Zeitalter des politischen Blödsinns gilt: *Je absurder oder abseitiger, desto besser!* Gemessen daran ist die AFD eigentlich ziemlich erfolglos. Sie greift kaum je zum absurdesten Quatsch und reitet noch viel zu oft die Wellen des medial Angesagten.

Wie jede Form von Blödsinn hatte die Wiederauferstehung der D-Mark eine radikale Schwester, die bis heute aus eher unerklärlichen Gründen als anregende Meinung gilt: »Tod der EU!«. Im Inneren des europäischen Parlaments sitzt nun tatsächlich eine ganze Fraktion, die es als ihre Aufgabe betrachtet, das System von innen zu stürzen. Diese Politiker werden aus den Mitteln der Europäischen Union finanziert. Darin offenbart sich der Konstruktionsfehler der EU. Nehmen wir einmal an, die AFD Sachsen käme auf den Gedanken, die Abspaltung Sachsens vom Bund zu fordern.

Wenn die kleinen Höckes lautstark rufen: »Tod dem Bund!«, dann ist das gesetzlich schlicht verboten. Auf diese Idee finden gleich eine ganze Reihe von Paragraphen des Strafgesetzbuches Anwendung. Die Agitation, die in der Bundesrepublik verboten ist – die Abspaltung eines Bundeslandes von der Bundesrepublik –, ist innerhalb der Europäischen Union vollkommen legal. Jeder Idiot (es sind tatsächlich meist Männer, Frauenfeinde und Idioten) kann die Auflösung des europäischen Bundes fordern. Er kann dafür noch EU-Abgeordnetengehälter kassieren, einen ganzen Stab von Mitarbeitern bezahlen und sämtliche Kräfte darauf konzentrieren, die EU abzuschaffen.

Man weiß gar nicht, wem die größeren Idioten angehören: der EU oder ihren Feinden. Goebbels wusste diese Dummheit einer schwachen Demokratie auszunutzen. Der Untergang der EU ist eben nicht nur die Forderung brauner Scheinbürger. Viele zu Unrecht als »Konservative« titulierte Denker tummeln sich unter ihnen. Die britischen Thinktanks sind bereits dazu übergegangen, die Erzählung der EU umzuschreiben. Sie predigen gerade ihre neueste Erkenntnis – die EU sei nie ein Friedensprojekt gewesen. So wird der Friede, den wir geerbt haben, in der europäischen Erde begraben.

Die neue jüdische Weltverschwörung

Der Rassismus frisst sich durch Deutschland. Mittlerweile ist aus dem ganzen Blödsinn eine neue Schlüsselerzählung mutiert. Sie hat das Potenzial, dieselbe Blutspur in der Geschichte zu hinterlassen wie die »Protokolle von Zion«. Sie ist genauso dreist, genauso wahnsinnig, genauso absurd und gefährlich. Die Erzählung hat sogar denselben Effekt: Die Gegner machen auf dem Türabsatz kehrt. Die Anhänger verbreiten sie weiter, nur diesmal nicht an Straßenecken, sondern auf YouTube, Twitter, Facebook und Wikipedia.

Sie ist derart präsent, dass sie selbst führende Politiker anfällt und in eine Auseinandersetzung zwingt. Robert Habeck berichtet in seinem neuen Buch über diesen *verstörenden Wahn*. Es geht um das Wahnbild eines Deutschlands als »Regimedeutschland«, das, wie Habeck treffend bemerkt, »dem Nordkoreas, der Sowjetunion oder Nazideutschlands gleicht. In dem man nicht sagen darf, was man denkt.« Es geht um die Behauptung, dass die gegenwärtige Bundesrepublik in Wirklichkeit eine Diktatur sei. Eine Meinungsdiktatur.

Die Begriffe, die für diese Erzählung benutzt werden, sind interessanterweise mit den Termini identisch, die die Bundesrepublik siebzig Jahre lang für den Nationalsozialismus benutzt hat. Die Bundesregierung als »Unterdrückerregime«. Ein System ohne echte Meinungsfreiheit. Die demokratischen Parteien sind »Kartellparteien« und die Grünen die wahren »Nazis«. Ich hielt diese Versatzstücke zu lange für ein Stück kommunikativer Anarchie. Ich dachte, die Begriffe verkörperten ein einziges Grundrauschen des Blödsinns, der weder zusammenpasst noch zusammengehört. Weder ideengeschichtlich noch politisch. Die Erzählung könnte aber stringenter nicht sein.

Was ist die Schlüsselerzählung? In den Worten der dahinterliegenden Weltanschauung vorgetragen: In Deutschland herrsche ein »Unrechtsregime«, das die Meinungsfreiheit unterdrückt, um den »Bevölkerungsaustausch« zu organisieren, und zwar mit der »Migrationswaffe«. In Deutschland vollziehe sich schleichend ein »Völkermord« an der einheimischen Bevölkerung. Es geht ums Verschwinden. Es geht um das eigene Verschwinden. Wer sich nicht wehrt, wird ausgelöscht.

Klingt kurios. In Jahrzehnten wird man wieder nur überlegen lächeln über so viel Wahn. Aber diese Reaktion führte einst in den Abgrund. Die Beschreibung ist zwar nicht nur ein Spiegelbild der Beschreibung der Nazis aus Sicht der erfolgreichen Bundesrepublik. Viele der Begriffe (wie »Lügenpresse«) stammen aus der Beschreibung der Weimarer Demokratie *durch* die Nazis. NS-Rhetorik vermischt sich mit dem Unmut über die Siegergeschichtsschreibung. Aber die Verhältnisse kehren sich um. Demokratie wird zu Fascismus, das Totalitäre zur Moderne und die Wahrheit erneut zur »unvölkischen Sache«.

Das ist keine Erzählung der medialen Unterwelt. Keine Handvoll Irre haben sich die »Theorie« versehentlich zusammengegoogelt. Prominente wie der Sänger Xavier Naidoo haben sich schon vor Jahren zu ihr bekannt. Naidoo stellt sich im Herbst 2014 vor den Bundestag, um die Gesinnungsdiktatur dieses Staates zu beklagen. Der Sänger wurde gefragt, warum er das tut. Er rechtfertigte sich damit, dass er auch auf die rechtsextreme NPD zugehen wolle. Mit Rechten reden – avant la lettre.

Warum stellt sich ein prominenter Sänger ins Rampenlicht einer staatsfeindlichen Veranstaltung mit kaum mehr als fünfzig Teilnehmern? Floss Geld für diesen Auftritt? Das ist nicht ganz abwegig. Wie viele Menschen sind gewöhnlich auf seinen Konzerten? Es gibt Diktaturen wie die russische, die heute schon Vorteile aus dem Grad an Staatsfeindlichkeit, Demokratieverachtung und politischer Destabilisierung schlagen. Der Kernerzählung ist es gelungen, in die Mitte der Gesellschaft einzubrechen. Sie ist seit geraumer Zeit keine »abseitige Meinung« mehr. Prominente erzählen sie. Pegida brüllt sie völlig enthemmt in die Fernsehkameras. Die Führung der AFD käut sie wieder. Städte wie Dresden, Kandel und Chemnitz wurden von ihr symbolisch und politisch in Schutt und Asche gelegt.

Die radikalen Partikel der Erzählung

Zwei Wortsplitter der Schlüsselerzählung stecken bis heute im Fleisch unserer Debatten und lassen sie ausbluten. Der erste Begriff ist der des »Volksverräters«. Unsere Eliten sollten sich keine Illusionen machen, wie sehr sie von der rechtsextremen Gehirnwäsche als wandelnde Zielscheibe völkischer Rache gemeint sind. Die Regierung ist der Haufen »Volksverräter«. Man will sie jagen, bis die Bundeskanzlerin an einem Galgen hängt. Seinerzeit schrie Hitler in die Weimarer Demokratie: »Wir stürzen euch auf alle Fälle.« Diese Losung lautet heute zeitgemäß: »Merkel muss weg!« Die Erzählung kennt nur zwei Feindbilder: Eliten und Flüchtlinge. Erstere sorgen durch letztere für den Austausch des Volkes. Das Volk tritt in Konkurrenz mit den Schutzbedürftigen.

Der zweite Begriff betrifft die vierte Gewalt, ist genauso machtkritisch und lautet »Lügenpresse«. Dahinter steht die Vorstellung, die »Systempresse« stecke mit der Regierung (in den Augen der Rechten vor allem in Person der Bundeskanzlerin, die als »Merkelhure« beschimpft wird) unter einer Decke. Die Medien, so lautet der Vorwurf, erfüllten nicht ihre Aufgabe als vierte, machtkontrollierende Gewalt, sondern verbreiteten nichts als machtgefällige Propaganda. Statt frei zu sein, dienten sie sich den Mächtigen an, um den geplanten Bevölkerungsmord an den Eingeborenen zu vertuschen. Nachrichten über Angriffe auf blonde Frauen würden von der »Systempresse« zurückgehalten. Allein daran sehe man, wie die »Lügenpresse« von den Mächtigen manipuliert und zensiert werde.

Es ist ehrenwert, dass Journalisten sich von dem Angriff getroffen fühlen. Aber der Begriff »Lügenpresse« entfaltet im demokratischen Spektrum ein weit mächtigeres Eigenleben als in den rechten Echobunkern. Es ist schon obsessiv, wie mit der ständigen Wiederholung eines Begriffs versucht wird, seine Macht zu bannen. Ein Kampfbegriff des Fascismus, der in der medialen Dauerschleife läuft. Es gibt kaum einen Moderator, der nicht mehrmals im Jahr den Begriff unreflektiert wiederholt, verstärkt und so in der Debatte hält. Die offene Gesellschaft als *Diesseits* brauner Gedanken. Es ist wichtig, die Versatzstücke der rechtsextremen Gehirnwäsche gar nicht erst zu verbreiten. Der Begriff »Lügenpresse« kann noch so abgelehnt werden. Die rechte Waffengattung tritt ihren Siegeszug dennoch an.

Denn Wörter sind das Besteck des Denkens. Die demokratiefeindlichen Schlüsselbegriffe müssen erst in einen demokratischen Diskurs übersetzt werden. Der Politikwissenschaftler Johannes Hillje rät deshalb, der Öffentlichkeit nicht nur *fact-checking*, sondern auch *frame-checking* anzubieten. Wer über »Lügenpresse« nachdenken wolle, solle zu Wörtern wie »Medienbashing« greifen. Statt den Vorwurf der »Systempresse« an das Publikum weiterzureichen, müssten die Begriffe erst pointiert und in ihrer Demokratiefeindlichkeit akzentuiert werden. »Lügenpresse« könne mit »Medienbeleidigung« viel besser übersetzt werden. Die Presse ist weder »Volksfeind« noch ein Feind der Demokratie. Die Presse ist die vierte Gewalt, ohne die eine offene Gesellschaft zusammenbricht.

Der Vorwurf der »Lügenpresse« ist nicht das Beiwerk einer Verschwörungstheorie, sondern ihr Zentrum. Die Behauptung, die Macher zensierten Nachrichten und berichteten systemkonform, dient als Beweis für die Behauptung, bei der Bundesregierung handle es sich um ein »Unterdrückerregime«. Die Presse, so die rechte Propaganda, schweige zum Genozid an den Deutschen. Sie bilde ein »Schweigekartell«. Die Journalisten begingen damit Hochverrat am deutschen Volk. Sie müssten zur Rechenschaft gezogen werden. Genau das passiert dann auch regelmäßig bei Aufmärschen in Chemnitz oder Dresden, weil die vierte Gewalt praktischerweise zur Berichterstattung vor Ort ist.

Als Gegenwehr werden oft seitenlange Interviews mit den demokratiescheuen Hitler-Bewunderern abgedruckt, um zu beweisen, dass man gerade keine »Systempresse« ist. Die rechte Szene ist ganz verunsichert, weil sie nicht mehr ausgeleuchtet, sondern interviewt wird. Um nicht »abgehoben« und »korrupt« zu erscheinen und um möglichst alle Menschen (von der NPD) zu erreichen, werden die »Vordenker« und Vorsprecher der harten Rechten (die sich selbst »Andersdenkende« nennen) in die Talkshows eingeladen.

Georg Diez beobachtet, der Journalismus auf dem Gesellschaftssofa sei »als Ganzes nach rechts gerutscht, damit es nicht so auffällt«. Manche Medienhäuser wirken schutzlos im Umgang mit der neuen Pressefeindlichkeit. Die Strategie, publizistische Meinungsfreiheit durch das Veröffentlichen von Rassismus zu beweisen, ist keine sonderlich gute Idee. So akklimatisiert sich eine Gesellschaft erst an den Fascismus.

Die Erosion von Charakter und Haltung, der Verlust eines klaren Bekenntnisses zur Menschlichkeit treiben Carl von Ossietzky 1932 um. Die redaktionelle Bereitschaft, auf fascistische Ideen überhaupt einzugehen, hält er schon für die Kernschmelze der vierten Gewalt. Ossietzky notiert: »Das ist das Erschütternde an dem gegenwärtigen Zustand: nicht der Fascismus siegt, die Andern passen sich ihm an.«

Die geistige Selbstvergiftung der Republik ist heute in vollem Gang. Diejenigen, die sich mit Stil und Habitus über das hysterische

Gekreische ereifern, sind die größten Hysteriker. Was ist der kritische Journalismus wert, wenn ein vierseitiges Interview mit *der* destabilisierenden Figur des Jahres 2018, dem Chef des Inlandsgeheimdienstes, unkritisch, streckenweise nur noch gefällig gerät? Der Chef des Inlandgeheimdienstes hatte die bürgerkriegstreibenden Grenzdeutschen aus Chemnitz kleingeredet. Für Menschenjagden gäbe es keine Beweise. Hunderte Journalisten wurden in Chemnitz angegriffen. Die Pogromstimmung – dieser gefährlich-fiebrige Zustand – war gut zu hören auf den verwackelten Aufnahmen. Die Einsatzleitung der Polizei berichtete von Männern, die mit Stahlstangen in ein jüdisches Restaurant einfallen. Warum führt das Interview mit dem Leugner nicht ein Journalist, der in Chemnitz bespuckt wurde? Warum führt es nicht die investigative Journalistin, die zum Terror des NSU recherchierte und über die Verbindungen zwischen Verfassungsschutz und Rechtsextremismus bestens informiert ist? Warum führt das Interview ein Ahnungsloser, der sich als harmloser neurechter Dandy inszeniert, stets auf Etikette bemüht, aber dann doch nur tut, was rechte Fundamentalisten halt so tun – für ein bisschen Aufregung an den Staatsfundamenten rütteln, »Nazis rein« rufen und stets recht haben. Diejenigen, die ganztags darüber dozieren, was sich geziemt, brechen selbst mit allen Regeln des Anstands.

Die offene Gesellschaft steht auf dem Spiel. Der Verfassungsschutz, dem ironischerweise im Land die Aufgabe zukommt, *die Verfassung zu schützen*, ist durch seine Verbindungen mit dem Terror des NSU über die berüchtigten V-Männer und die Mitgründung des »Hannibal«-Netzwerks (durch einen Mitarbeiter eines Landesverfassungsschutzes) an der Gefährdung der Verfassung mindestens beteiligt. Der Inlandgeheimdienst operiert verdeckt gegen die offene Gesellschaft, wird erwischt und schreddert die Akten. Ansonsten geschieht nichts. Da es keine wirksame parlamentarische Kontrolle des Verfassungsschutzes gibt, wären der Präsident oder das Kanzleramt gefragt. Letzteres hat den Hinterbliebenen als eine Art Gag die schonungslose Aufklärung des NSU versprochen.

Diese Verbindung führt zu der großen Einsicht der Intellektuellen Mely Kiyak, dass der Fascismus noch immer von den herrschenden

Eliten gerechtfertigt wird. Nicht das Volk, die Wahlen oder die Finanziers verschaffen dem Fascismus Legitimität, sondern die Regierenden: »Es ist nun einmal so: der Fascismus wurde in allen Ländern dieser Erde, auch und vor allem in Deutschland, nicht durch den pöbelnden Mob eingeläutet, sondern durch die Eliten, die den Rassismus der Bevölkerung legitimieren und ihn im öffentlichen Denken, Sprechen und Handeln institutionell und systematisch verankern.«

Das Andocken staatlicher Akteure an den molekularen Bürgerkrieg katapultiert den Rechtsextremismus in andere Sphären. Wohin das führt, zeigt eine Formulierung von Ruth Andreas-Friedrich an Weihnachten 1941: »Es dürfte keine Weihnachtsbäume geben, solange Menschen auf der Welt sind, die den ganzen Tag weinen müssen. In acht Tagen beginnt das vierte Kriegsjahr. Das zehnte Jahr unseres staatlichen Antisemitismus.« Die dünnen Formen davon erleben wir bereits. Der Rassismus wird staatlich. Wir befinden uns im Kampf gegen demokratiefeindliche Bestrebungen. Und diese sitzen teilweise schon in den Institutionen. Das fascistische Gift träufelt in die Mitte der Republik. Die Republik ist wieder in Gefahr.

Der Mut zur Lüge

Begriffe verändern nicht nur die Art und Weise, wie wir die Welt wahrnehmen. Sie schaffen auch Notwendigkeiten. Sie erzeugen manchmal Handlungsnot. Worte ziehen sich ihre Taten magnetisch an. Mit Verrätern der »Lügenpresse« muss abgerechnet werden. Gegen das »Unrechtsregime« ist ebenfalls längst etwas in Gang gekommen. In leiser Form zeigen das der Rentner aus Heilbronn, der auf offener Straße ohne Hemmungen auf Minderjährige einsticht, oder der 50-jährige Fahrer, der sein Auto in Bottrop in die Fußgängermenge steuert, »um Ausländer zu töten«. In der salienten Form sind das die Tausenden von Hooligans in Chemnitz, die »Vereinigung Freital« oder das »Hannibal«-Netzwerk, das zum Schutz des deutschen Volkes am »Tag X« geheime Waffenlager anlegt und beim zuständigen Finanzamt als gemeinnützig gilt. Oder die Terrorgruppe »Revolution Chemnitz«, die sich Waffen beschafft, um am Jahrestag der Deutschen Einheit, gemäß Chatprotokollen, einen »Wendepunkt« in der deutschen Geschichte herbeizuführen. Es ist eine Zeit leicht entflammbarer Konflikte.

Wie gefährlich ist der Rechtsextremismus? Der Forscher Daniel Köhler sammelt seit Jahren Daten aus offiziellen Statistiken, Zeitungsberichten und Gerichtsakten. Er kommt zu dem Ergebnis, dass es seit 1971 in der Bundesrepublik 229 Morde, 12 Entführungen, 174 bewaffnete Überfälle, 123 Sprengstoffanschläge, 2173 Brandanschläge mit rechtsextremen Motiven gab. Köhler mag aufgrund der Datenlage nur noch von Rechtsterrorismus sprechen. Das Bundesinnenministerium ließ für den Zeitraum von 1990 bis 2011 Tausende nicht aufgeklärter Tötungsfälle überprüfen und sagt, dass bei mindestens 849 Morden der Anfangsverdacht des Rechtsextremismus im Raum steht. Die tatsächlichen Zahlen dürften also weit höher liegen.

Bis zum 2. Juni 2019 lebten wir im Stadium der stolpernden Taten. Seit Thilo Sarrazins Buchveröffentlichung im Sommer 2010 sah sich der Rechtsextremismus in Deutschland mächtig im Aufwind und – wichtiger noch – als gesellschaftsfähig. Es fehlte nur die eine Tat, um den Staat offen anzugreifen. Eine Tat wie die Ermordung des Politikers Walter Lübcke.

Dieser Anschlag auf den Staat trägt eine doppelte Botschaft. Die erste lautet: Der Staat ist verwundbar. Er ist schwach und illegitim, denn er kann nicht einmal seine eigenen Repräsentanten schützen. Aber es gibt noch eine zweite Botschaft. Ich hadere oft mit Menschen, deren Ängste sie tatsächlich dazu verleiten, sich bei Politik nicht einzumischen. Ich habe mehrfach erlebt, wie selbst Prominente oder Menschen, deren Ruf durch politisches Engagement nicht zu erschüttern wäre, in dem Moment verschwunden sind, in dem wir Unterstützung gebraucht hätten. Die Ängste sind genau in der Strategie der Rechten begründet, Menschen zu eliminieren. Es geht darum, normale Menschen durch die Tötungsmöglichkeit einzuschüchtern. Dies war eine der effektivsten Strategien des Nationalsozialismus, wie wir noch sehen werden. Die Zivilgesellschaft soll weich werden. An Boden verlieren. Wir sollen im Morast unserer Ängste vor Politik untergehen. Dadurch wird rechte Lufthoheit erst garantiert. Je unpolitischer eine Öffentlichkeit ist, desto besser.

Die ersten Wochen nach der Hinrichtung des Regierungspräsidenten von Kassel, der ersten Hinrichtung eines Politikers durch Rechtsextreme seit 1945, schaltete das politische Berlin auf Stand-by statt auf Entsetzen, und zwar trotz deutlicher Indizien und dröhnender Feierlaune der rechtsextremen Szene. Als die Verwicklungen in den modernen Rechtsextremismus zutage traten, äußerten sich Regierung und Unionspolitiker nur zögerlich. Die Kanzlerin sprach von einer »bedrückenden Nachricht«. Zur Erinnerung: Steinmeier hatte einen vermeintlichen Angriff auf einen Politiker der AFD im Januar desselben Jahres noch unmittelbar als »Angriff auf unseren Rechtsstaat« bezeichnet. Der Fall wurde in sämtlichen Medien empört durchgekaut.

Es waren ehemalige CDU-Politikerinnen wie Erika Steinbach und der millionenfach verlegte Verschwörungstheoretiker Akif Pirinçci, die die Mordphantasien an Walter Lübcke förmlich provozierten. Im ersten *Brennpunkt*, den die ARD zwei Wochen nach dem Attentat sendete, verstieg sich ein »Rechtsexperte« zu der Formulierung, dass der mutmaßliche Täter »ein Zeichen gegen eine aus seiner Sicht verfehlte Flüchtlingspolitik setzen« wollte.

Dadurch, dass selbst seriöse Medien rechtsextremes Gedankengut als legitimierbare Meinung darstellen oder die Buzzwords des Wahns vom »Volkstod« wiedergeben (und sei es noch so kritisch), werden potenzielle Attentäter erst in dem Eindruck bestärkt, ihre Gewaltphantasien könnten plausibel oder gesellschaftsfähig sein. Dass es an der einen Tat fehle, um die Macht über die Köpfe zu erlangen. Der »Wendepunkt«. Die Erzählung fordert einen Messias, einen Wohltäter, der das Volk befreit (es sind nicht nur niedere Triebe, die ein Narrativ weckt; es appelliert auch an die höhere Ordnung).

Es gibt drei Eigenschaften, die diese Sturmwörter erfolgreich machen. Die erste: Komplexitätsreduktion. Die Wirklichkeit ist verstörend. Eine Erzählung wie »Die Juden sind schuld!« hilft durch den Tag. Das Narrativ vom »Bevölkerungsaustausch«, so kurios es klingt, spendet der modernen Gesellschaft die wertvollste Ressource: Orientierung. Was soll ich glauben? Die Sehnsucht nach einer Erklärung ist so groß wie die Komplexität der modernen Welt. Der Glaube an eine Theorie kann die Suche nach Wahrheit beenden. Franz Huber fehlt die Zeit zum Studium der Philosophie.

Die zweite Eigenschaft ist die Reaktionsbereitschaft der Begriffe. »Volksverräter«, »deutsche Opfer«, »Regimedeutschland« sind hochgradig reaktionsbereit. Oder kurz: sie knallen! Sie breiten sich nicht nur schnell aus. Sie sind adaptier-, eskalier- und detonierbar. Eine mögliche Konsequenz: Anschläge. Von Wissen gänzlich ungetrübt, handelt es sich um Worte, die in Form von Schlüsselreizen gewünschte Handlungen auslösen können. Intellektuell unbeschwerte Zeitgenossen brüllen aus der Menge nicht mehr nur den Hass, sondern sie gehen zum Schlagstock über. Wie Erich Kästner es 1932 ausdrückt: »Die Seele kocht, und die Vernunft erfriert.«

Als Künstler lässt sich dabei die Kraft der Fiktion, die Macht der Phantasie, nicht übersehen. Das ist, was die Schlüsselerzählung im Kern ist, ein starkes Stück Fiktion. Sie ist nicht nur wahrhaft unglaublich. Sie ist ein vollkommen an den Haaren herbeigezogenes Machwerk. Ein Phantasma, das von Hunderten kleineren Fiktionen bestätigt wird. Die Geschichte ist wortwörtlich toll – ein Tollhaus aus Phantasie. Den Grundmauern des »Bevölkerungsaustauschs« sieht man an, dass nicht einmal die Erbauer an Statik geglaubt haben.

Über die Demokratiefeindlichkeit dieser Vorstellung dürfen wir uns keine Illusionen machen. Weil wir allzu große Toleranz bei der Unterscheidung zwischen »noch« konservativ und »schon« rechtsextrem gewohnt sind, fällt vielen nicht auf, was eine verfassungsfeindliche politische Idee diesseits der Einführung des Nationalsozialismus ist. Der Rechtsextremismusforscher Matthias Quent hält die Vorstellung einer homogenen Bevölkerung als »vom Grundgesetz nicht gedeckt«. Unsere Verfassung kennt kein Abstammungsrecht: »Das bedeutet, die Annahme, es gäbe einen Bevölkerungsaustausch, es gäbe eine sogenannte Überfremdung durch Menschen nicht deutscher Abstammung, ist im Grunde in sich schon verfassungswidrig […]. Insofern ist auch die AFD-Propaganda über Bevölkerungsaustausch verfassungswidrig und rechtsradikal.«

Wenn ich mir die Kommentare durchlese, mit denen die Problemdeutschen ihrem privaten »Volkszorn« auf Facebook frönen, wenn ich der Kaskade der allmählichen Verfertigung der Gefühle beim Posten zusehe, dem Wahn und der Paranoia, reagiere ich wie alle Beobachter. Amüsiert, betroffen und angewidert. Ich komme aus dem Staunen nicht heraus: *Wer glaubt das? Wer glaubt so etwas?* Da ist einerseits der Respekt vor der Macht der Fiktion, aber da ist auch ein tiefer Ekel über das groteske Ausmaß an Dummheit und Wahrheitsverachtung.

Das ist die dritte, vielleicht wichtigste Eigenschaft, die den Erfolg einer neuen Legende mit den sehr alten Qualitäten der »jüdischen Weltverschwörung« ausmacht. Keiner setzt sich mit ihr ernsthaft auseinander. Das war beim Original genauso. Man kann die Theorie vom »Bevölkerungsaustausch« verlachen. Aber eine intellektuelle Auseinandersetzung scheint unmöglich. Und das ist das eigentliche Ziel. Je jämmerlicher, je erbärmlicher die These, desto besser. Und wenn es sich um den dritten Aufguss einer Idee handelt.

Wir sehen darin ein Zeichen der Unbildung. Aber unsere eigene Geringschätzung wird uns auffressen. Hitler gab zu, dass sein Vater den scharfen Antisemitismus seines Sohnes nur als »Zeichen von Unbildung« verachtete. Er wusste, dass der Antisemitismus rückwärtsgewandt und die ihm zugrunde liegenden Behauptungen glatt gelogen waren. Aber die Frage nach dem Wahrheitsgehalt einer Erzählung macht uns blind für das, was sie auslöst. *Mit der obskursten Lüge wird das wertvolle Gut Zugehörigkeit gestiftet.* Die Erzählung stiftet eine Gemeinschaft. Das Narrativ vom Volkstod stellt Zusammenhalt her. Es vergemeinschaftet die Gläubigen in der denkbar extremsten Form der Identität, die überhaupt vorstellbar ist. Und zwar diejenige, an die man schlicht nicht glauben kann: *Die Lüge selbst.*

Wir sollten uns von den verzogenen Fratzen und der Primitivität aus Chemnitz nicht blenden lassen. Alle kennen den Unterschied zwischen Diktatur und Demokratie. Darum geht es. Es geht um die Einebnung des Denkens, die Umkehrung, die Unwahrheit.

Es geht um den größtmöglichen Bullshit: *die* Lüge an sich. Genau genommen bedeutet das Motto einer deutschen Partei ja genau das Gegenteil: *Mut zur Lüge* und nicht Mut zur Wahrheit. Aber weshalb?

Begriffe wie »Volksverräter« und »Systempresse« fungieren als Zugangscodes. Es geht nicht um den Wahrheitsgehalt der Wörter. Es geht um das Gegenteil: die größtmögliche Unbeirrbarkeit, die Wahrheitsresistenz. Es geht darum, den politischen Raum einzunehmen, unter dem Banner der Lüge, die als Ausweis eigenen Schlagstockdenkens dient. Ohne die absolute Überzeugung lässt sich eine Verfassung nicht stürzen, die Demokratie nicht zerstören. Nichts schweißt demokratiefeindliche Gleichgesinnte so effektiv zusammen wie eine Lüge. Das ist die geschätzteste Eigenschaft, dass sie alle Wahrheitsinteressierten fernhält. In weiter Ferne. In zu weiter Entfernung, um noch etwas vom Sturm zu erkennen oder mitzubekommen.

Wir müssen lernen, die Ideen nicht im Maßstab von wahr und falsch zu betrachten. Wir müssen lernen, auf etwas anderes zu achten: die politische Kraft, die die Lüge entfaltet. Die Schlagworte »Unrechtsregime«, »Merkelhure«, »Rapefugees« sind verbale Hakenkreuzfahnen. Es sind die Erkennungsmarken der Gläubigen untereinander, die sich gegenseitig ihrer Glaubensgemeinschaft versichern.

Konrad Heiden, der den Aufstieg des Nationalsozialismus aus nächster Nähe erlebt, berichtet, wie die Menschen sich von Hitler abwenden, weil sie »anderswo genug Reden gehört« haben. Sie brauchen den Nationalsozialismus nicht, um Reden zu hören. Wofür sie ihn brauchen, nennt Heiden die »innere Transpiration«. Das Gefühl, Teil einer »zusammengeschweißten Willensgemeinschaft, Glaubensgemeinschaft und nötigenfalls Tatgemeinschaft« zu sein. In den Sälen, die Hitler füllt, seien keine Zuhörer gewesen, »sondern nur noch Mitwirkende«. Eine Lüge nicht nur zu schlucken, sondern auf ihr den Passierschein für eine Tatgemeinschaft zu drucken, erfordert viel. Die Zuhörer schauen sich an, bemerken, dass sie trotz der schreiend komischsten Überzeugungen von einem einzigen Willen beseelt sind.

Der Ausfluss der Einheit aus Willen, Glauben und Tat lässt sich auf den Straßen von Chemnitz begutachten. Björn Höcke forderte immer wieder eine »Tat-Elite«, die die Straße besetzt (dazu muss man wissen, dass sich die SS selbst als »Tat-Elite« bezeichnete, worauf Höcke anspielt). Was wollten die Menschen in Chemnitz? Sie wollten ganz altmodisch die Herrschaft über die »Straße«. Der Staat soll den Gewaltbereiten die Straße überlassen. Sie wollen jagen. Es ist wieder an der Zeit, Menschen zu jagen. Wir werden es noch erleben.

Was die mediale Verunsicherung nicht ist

Manche sehen im Informationskrieg das große Problem unserer Zeit. Im Kampf um die Wahrheit werde sie zum ersten Opfer. Und tatsächlich, es gibt tausend Versuche, sie zu manipulieren. *Fake news* (wo sind die *true news*?), »alternative Fakten« (ein schönes Synonym für Lügen), die Gründung eines ganzen Umfrageinstituts (»INSA«), scheinbar auch um den Rechten gemäße Resultate zu ventilieren. Aber der Wahrheitskrieg ist kein neues Phänomen. Es gibt ihn seit Erfindung des Buchdrucks. Auch das botgesteuerte Mitteilungsgeballere, das Journalisten gezielt ins Visier nimmt, um ihnen vorzugaukeln, dass es sich bei »Merkel muss weg!« um eine Mehrheitsmeinung handle, halte ich für eher lustig. Natürlich ist der Online-Redakteur kaum zu beneiden, wenn er bezahlte Propaganda von *fake accounts* ausmisten muss. Der Datenwissenschaftler Simon Hegelich untersuchte den Schlachtruf »Merkel muss weg!« auf Twitter und kam auf 390 Nennungen täglich. Bei fünf Millionen aktiven TwitterAccounts klingt diese Zahl nicht danach, dass die Online-Redaktionen schwere Krisen durchgemacht hätten auf der Suche nach dem, was wahr ist.

Ist das die Meinung einer realen Person? Oder steuern die russischen Geheimdienste gerade wieder, maskiert als arbeitsloser Franz Huber oder Walter Meier, einen Großangriff. Wir können erwarten, dass ein betroffener Online-Redakteur von derartigen Fragen nicht an den Rand der Verzweiflung getrieben wird. Den

Leserbriefredakteuren geht es seit Jahren ähnlich, wenn ein kritisches Politikerporträt veröffentlicht wird und an den Zuschriften offenkundig wird, dass das Büro oder die Familie des Porträtierten sich ins Zeug legt, um den Eindruck zu erwecken, dass man sich durch den Artikel beim »Volk« keine Freunde gemacht habe. Chefredakteure, die pseudonyme und anonyme Falschbehauptungen in den Kommentarspalten als schwerwiegendes Problem sehen, sollten sich einen anderen Beruf suchen.

Aus einem uralten Problem des Informationszeitalters wird durch die neuen Medien keine Krise. Es gibt an dieser Stelle keinen Grund für Unsicherheit. Wir wissen, dass Diktatoren wie Erdoğan 6000 Mitarbeiter direkt bezahlen, um die Stimmung im Internet zu beeinflussen. Bei Wladimir Putin sind es mindestens dreimal so viele Propagandisten. Wenn Diktatorenlover Bots programmieren, um Meinungen zu manipulieren, gilt die Parole: Humanisten aller Länder! Programmiert euch was zusammen. Wenn die Rechten mit Nachrichtenportalen wie *Breitbart* an die Macht kommen, sollten linke Vordenker *Die Weltbühne* neu gründen, vielleicht online.

Noch weniger beeindruckt mich die Klage über das »Postfaktische«. Zumindest nicht aus dem Mund von Medienmachern, die alle Faktenchecks bei den letzten US- und Bundestagswahlen aus den Nachrichten verbannt haben. Die Überprüfung von Fakten wird seit einiger Zeit ohne Not ins Internet verlagert. Dieselben Leute, die den Autoritätsverlust der Fakten beklagen, geben ihnen keinen Raum mehr. Medien setzen Prioritäten. Wenn Fakten unbedeutend werden, liegt das eher an ihrem Bedeutungsverlust in der medialen Sphäre.

Wer, wie praktisch alle von CNN bis zur *Tagesschau*, nach den »Duellen« zwischen Trump und Clinton auf einen Faktencheck »im Internet« verweist, wo es nie wichtiger gewesen wäre, die haarsträubenden Behauptungen vor der Kamera zu zerpflücken, der darf sich später nicht wundern. Die vierte Gewalt hat die Aufgabe, Halbwahrheiten aufzudecken und Tatsachen geradezurücken. Und zwar zur besten Sendezeit. Das viel beschworene »postfaktische Zeitalter« beginnt damit, den Fakten die Sendezeit zu entziehen. Ich erinnere mich an eine Zeit, da wurden die Lügen der Kandidaten direkt nach dem Auftritt unterhaltsam von Intellektuellen entlarvt.

Wir alle müssen uns gegen die Macht der Politik wehren. Darin gründet die Theorie von der Macht der vierten Gewalt. Niemand darf sich wundern, dass die freie Presse an Einfluss verliert, wenn sie ihrer zentralen Aufgabe nicht nachkommt. In der Öffentlichkeit gilt es, die Mächtigen dort zu kritisieren, wo die Aufmerksamkeit der eigenen Zuschauer gewährleistet ist – und nicht irgendwo im Internet.

Der Präsidentschaftskandidat Trump wurde im Wahlkampf so gut wie nie in angemessener Weise mit Fakten konfrontiert. Er entwickelte sich zu einem wandelnden Lügenventilator. Er konnte die Moderatoren per Fernhypnose in einen Zustand ostentativer Schockstarre versetzen. Jeder halbwegs geistesgegenwärtige Reporter hätte sich durch ein klein wenig Frohsinn befreit. Dafür trägt Trump keine Verantwortung. In früheren Wahlkämpfen gehörte die Bühne im Anschluss an den Auftritt immer dem Widerstand gegen die (falschen) politischen Versprechen, leere Rhetorik und Lügengebäude.

Die Verunsicherung wütet noch an einer dritten Front. Früher wurden in Sendungen die klugen Kommentare anderer Medien zitiert. Nicht nur in Wahlkämpfen, sondern im täglichen Geschäft gab es haufenweise hörens- und lesenswerte Stimmen. Redakteure machten sich die Mühe, Stimmen zu finden, deren Originalität, Tiefe und Witz es wert waren, ins Programm genommen zu werden. Es gab Zeiten, da war es den Fernsehmachern wichtig, die Zuschauer darüber zu informieren, was die *FAZ* oder *Süddeutsche Zeitung* über die Performance dieses oder jenes Kandidaten schrieb.

Das Zitieren kluger Stimmen wird heute durch die *vox populi* ersetzt. Im Bemühen um mehr demokratische Mitbestimmungen muten Sendungen ihren Zuschauern zu, was Lieschen Müller »auf Facebook« vom Verhalten der Kanzlerin hält. Das mag interessant erscheinen. Und es gibt da nicht nur mitteilungsbedürftige, sondern wahrhaft gewitzte Stimmen. Was sollen die Fernsehmacher auch tun? Sie senden in Echtzeit, nicht morgen früh, wenn die Zeitung draußen ist. Nun, man könnte den reflektierenden Kommentar in die nächste Sendung verschieben.

Der Gipfel der Entintellektualisierung war das einzige »Gespräch« zwischen den letzten Kanzlerkandidaten, Angela Merkel und Martin Schulz. Die öffentlich-rechtlichen Sender kamen auf den grandiosen Einfall, »Blitzumfragen« bei den Zuschauern zu machen. In einem als Blitzkrieg inszenierten Kasperletheater standen Journalisten herum, die sich wie Kriegsreporter das Mikrofon hinhielten, um den neuesten Stand der Gefechte zu vermelden. In der »Halbzeit« des Duells, also nach gerade einmal 45 Minuten, präsentierten sich als seriös verstehende Berichterstatter, wer bislang »gewonnen« hatte. Ein Journalist brachte es auf den denkwürdigen Satz: »Merkel liegt ein bisschen vorn.« Da hatte das Publikum gerade einen sich redlich schlagenden Martin Schulz gesehen, schon versetzt ihm der Reporter im Blitzkrieg den nächsten Hieb. Nach der zweiten »Halbzeit« erwarteten dieselben Reporter die Ergebnisse gespannter als die Zuschauer. Sie machten nicht einmal Anstalten, etwas zu bewerten. Sie gaben die Analyse an eine telefonisch veranstaltete Umfrage ab.

Wo immer diese Heiligsprechung der Umfrageergebnisse (und Mehrheitsmeinung) am Werk ist, fällt mir das Ergebnis einer Meinungsumfrage aus dem Jahr 1951 ein. Das Institut für Demoskopie Allensbach befragte seinerzeit Menschen, wann es dem Land ihrer Meinung nach am besten gegangen sei. Das Resultat: 45 Prozent sprachen sich für die Kaiserzeit aus, 42 Prozent für das Dritte Reich, 7 Prozent für die Weimarer Republik, 2 Prozent für die Bundesrepublik. Wer glaubt, dass es da keine Kontinuität gibt, sei auf eine jüngere Allensbach-Umfrage von 2019 verwiesen, nach der nur 42 Prozent der Menschen in Ostdeutschland die Demokratie für die beste Staatsform halten.

Und es geht noch schneller, höher und weiter bei der Inszenierung von Umfrageergebnissen. Die Mutter aller Nachrichtensender, CNN, verfiel im US-Wahlkampf auf den Einfall, den Puls von Zuschauern zu messen und ihn ernsthaft als Fieberkurve im unteren Bildrand unter die Äußerungen der Kandidaten zu blenden. Es war unglaublich. Am Finger einer kleinen Gruppe von Menschen klemmte ein Kabel. Ein Riesencomputer rechnete die Rohdaten der Hautfeuchtigkeit zusammen, und die Bildregie blendete das Ganze in Form eines EKGs ein und aus. Ach, hätte man die beiden Kandidaten doch wenigstens an einen Lügendetektor angeschlossen!

Die Überprüfung der Fakten wird ins Internet verbannt. Umfragen und Pulsschlag sind der neueste Schrei sich als naturwissenschaftlich gerierender Informationsdarstellung, nicht Fakten, Analysen und Deutungen. Wenn man sie ließe, würden die Meinungsforscher schon vor dem Duell Umfragen darüber veröffentlichen, wer gewonnen hat.

Jetzt werden die Zuschauer selbst von den Machern ins Rampenlicht gezerrt. Obschon sie vielleicht durchaus etwas Interessantes beizutragen hätten, werden ihre Ansichten nur auf Mittelwerte zusammengerechnet. Früher schlugen sich nach den Kandidaten die Intellektuellen und Berichterstatter, wie etwas zu deuten ist, das die Öffentlichkeit soeben erfahren hat. Da wurde mit intellektuellen, nicht mit plumpen pseudowissenschaftlichen Mitteln versucht, die Deutungshoheit zu gewinnen.

Es gibt einen Medienwandel. Aber schon der postulierte Niedergang des Zeitungswesens ist lange nicht so ausschlaggebend wie die schleichenderen Vorgänge. In allen Großstädten gibt es inzwischen angesagte Cafés, die keine Zeitungen mehr auslegen. Wo sollen junge Menschen sich mit dem Zeitunglesen vertraut machen, wenn die Betreiber der Cafés ihren Stolz daraus ziehen, keine Zeitungen anzubieten? Die Inhaber der neuen Cafés sind hyperkorrekt. Sie kaufen Fairtrade-Kaffee, das Holz der Tische stammt aus ökologischem Anbau, und sie führen das gesamte Sortiment fett- und glutenfrei. Aber dass ihre Zeitungslosigkeit demokratiegefährdend ist, sehen sie nicht.

Zusammenhalt durch Hysterie

In den angesagten Cafés liegen keine Zeitungen aus, weil die Befreiung von der Medienwelt simuliert werden soll. Statt Zeitungen oder Bücher zu lesen, werden konzentriert Handydisplays studiert.

Die Abwesenheit der Welt des Geistes wird mit der bitteren Pille Digitalis ersetzt.

»Die Nachricht ist der Rohstoff einer jeden Zeitung«, schreibt *Die Weltbühne* 1932. »Von ihr lebt und aus ihr entsteht die öffentliche Meinung.« Der Nachrichtenrohstoff scheint mitunter etwas knapp zu sein. Zumindest gibt es immer wieder eine gewisse Eintönigkeit in den Themen. Das war nicht nur beim großen Panikmonothema »Flüchtlinge« so. Ein exzellentes Beispiel ist auch das Zika-Virus, dessen Bedrohung aus Südamerika plötzlich auf den gesamten Globus überschwappte. Weil die großen Agenturen Meldungen vorfertigen und weil nicht selten der Konkurrenz hinterhergerannt wird, melden viele dasselbe.

Das Internet haben die meisten als »unendliche Weiten« im Kopf. Mir wird darin schnell langweilig. Ich habe keine fünf Seiten, die ich täglich abrufe. Die werden zwar im Minutentakt aktualisiert, aber dadurch nicht unbedingt interessanter. Eine Zeitung ist einfach spannender. Ich kann eine Seite hundertmal laden und trotzdem nichts erfahren. Woran liegt das?

Ein Grund scheint, so paradox es angesichts der »unendlichen Weiten« klingt, der Platzmangel zu sein. Die großen Nachrichtenportale bieten auf ihrer Startseite kaum mehr als zwanzig Artikel an. In einer Zeitung bündeln sich dagegen mehrere Hundert. Im Internet scrolle ich an den unteren Rand der Seite. Je schneller ich scrolle, desto eher fühle ich mich informiert. Aber das Nach-oben-Schieben der Seite ist mit der Lektüre einer Tageszeitung kaum zu vergleichen. Was mir durch das Scrollen eher widerfährt, ist mediale *Kurzsichtigkeit*. Wie die Augen kurzsichtig werden können, machen Nachrichtenseiten durch Platzlimitierung blind. Das Angebot wirkt wie in den Läden aus meiner Kindheit: Es herrscht Mangelwirtschaft.

Die Redakteure behelfen sich mit Techniken wie der »Verrätselung«. Ein Ankündigungstext weckt Neugier, die das größtmögliche Geklicke auslösen soll, damit wenigstens die wenigen Artikel auf den Steckplätzen der Aufmerksamkeit auch aufgeklickt werden. Andere hypothetisieren Gewissheiten, damit die Leser erst recht nachschauen.

Internetseiten müssen ihre Texte – und damit die Darstellung der Wirklichkeit – viel dramatischer selektieren. In eine Zeitung passen im Gegensatz zu einem Nachrichtenportal unendlich mehr Artikel. Die Internetseiten bieten, selbst wenn wir alle Aktualisierungen über den Tag zusammenrechnen, weniger Platz – und verschaffen damit viel weniger Themen Aufmerksamkeit. Es klingt paradox. In den digitalen Raum mit seinem unbegrenzten Speicherplatz passen weniger Artikel als auf das gedruckte Papier.

Vordergründig veröffentlichen Nachrichtenseiten eine Menge Text. Der Datenexperte David Kriesel wertete zwei Jahre lang *SPIEGEL ONLINE* aus. Er zählte 63312 Artikel, was einhundert Artikeln am Tag entspricht. Aber allein die Tatsache, dass die Hälfte der Meldungen in nur drei der insgesamt dreizehn Rubriken publiziert wurde (Politik: 16024, Sport: 11263 und Panorama: 9738), weist auf den Verdrängungswettbewerb hin, der innerhalb der Rubriken tobt. Nachrichtenseiten veröffentlichen unendliche Textmengen. Aber beworben werden diese nicht. Sie werden eher fernab der Öffentlichkeit auf Unterseiten abgeladen, die Leser aktiv suchen müssen.

Nachrichtenhäuser müssen auf einer Hauptseite beinahe so stark selektieren wie auf der Titelseite einer Zeitung. Aber im Gegensatz zur Zeitung öffnen Leser nach der Startseite kaum mehr etwas. Meldungen, die nicht auf der Startseite platziert sind, gelangen kaum ins Bewusstsein der digitalen Öffentlichkeit. Die Hierarchisierung des Wissens, der Meldungen und Katastrophen ist im Internet viel härter, weil weniger Platz da ist als in einem gedruckten Medium. Eine Lösung wäre die Organisation von Startseiten nach dem Vorbild von Timelines, wie man sie aus den sozialen Netzwerken kennt. Die Seiten von Facebook und Twitter sind wirklich unendlich. Man kommt niemals unten an. Aber dieser nicht endende Ereignishorizont wäre für die Leser auch ziemlich stressig. Nicht ohne Grund sind die Newsseiten in feste Ressorts gegliedert, und auf einer Startseite stehen dann drei oder vier Meldungen *en bloc* pro Ressort.

Unterschiedliche Zielgruppen bekommen unterschiedliche Texte und Bilder zu sehen. Die bestgeklickte Aufmachung gewinnt und wird nach einer Testphase (»A-B-Testing«) allen anderen Lesern ausgespielt. Die Echtzeit-Klickzahlen überschreiben teilweise sogar die Gewichtung von Menschen. Ein Artikel kann hochgeklickt werden – d.h. sich von selbst auf einen Platz weiter oben in den Schlagzeilen schieben. Wer sich den Spaß gönnt und eine Nachrichtenseite (mit unterschiedlicher IP-Adresse) einmal alle fünf Minuten abruft, bekommt das Geschiebe, Probiere und Umgetexte zu sehen. Das ist aber eine verlegerische, keine redaktionelle Entscheidung. Was nicht funktioniert, steigt dann ab. Was Reaktionen lostritt, geht ab.

Vor zehn Jahren habe ich die Selektion der Themen mit einer neuen platonischen Höhle verglichen. Meldungen über ertrinkende Flüchtlinge werden auf den Höhlenwänden von den Bildern einer Fußballweltmeisterschaft überstrahlt. Warum ist ausgerechnet Fußball ein Thema für Tagesnachrichten? Das ist absurd. Warum folgt der Tagesschau – im Land der Dichter und Denker – nicht Literatur oder Theater? Warum lassen wir nicht die Seenotretter über das berichten, was sie auf dem Meer gesehen haben?

Seit Jahren verfolge ich die Diskussionen und Rechtfertigungen zu dem, was berichtet werden muss. Wenn die Auffassung einer Redaktion mit der Meinung der Öffentlichkeit darüber kollidiert, wird es meist interessant. Einen Einblick in die Kriterien gewährte ein Redakteur des ZDF im Oktober 2012. Vor dem Brandenburger Tor protestierte eine Handvoll Schutzbedürftiger und forderte eine neue Asylpolitik. Wäre dieser Protest erfolgreich gewesen, hätte er viele Tote verhindert. Aber damit Protest erfolgreich sein kann, muss er von der Öffentlichkeit wahrgenommen werden. Ein versprengtes Häufchen Anklägerinnen (es waren in der Mehrheit Frauen) gesellte sich an die Seite der Schutzbedürftigen und forderte ein deutsches Einwanderungsgesetz. Die Redaktion des ZDF entschied, nicht darüber zu berichten, und erntete in den sozialen Medien viel Spott. Der Redakteur des ZDF, Dominik Rzepka, empörte sich über die tatsächlich eher dreiste Aufforderung, »gefälligst zu berichten«.

Anschließend erläuterte Rzepka in einer Stellungnahme, warum nicht berichtet wurde: »Ist das ein Thema? […] Sind Journalisten dazu da, auf Missstände aufmerksam zu machen? Müssen sie vielleicht sogar die Verhältnisse verändern wollen?« Zunächst referiert Rzepka die übliche Absage mit den bis heute meist völlig falsch ausgelegten Worten von Hanns Joachim Friedrichs: Man solle sich mit einer Sache nicht gemein machen, auch nicht mit einer guten. Dann jedoch gibt Rzepka bemerkenswert offen an, wann berichtet wird: »Journalismus ist ein Handwerk. Es gelten nachrichtliche Kriterien. Relevanz, Betroffenheit, Prominenz – das sind einige der Kriterien, nach der wir Ereignisse abzuklopfen haben. [...] Eine Demonstration von 20 Menschen erfüllt diese Kriterien eigentlich nicht. Damit will ich überhaupt nicht sagen, dass die Demo unwichtig ist. Aber die Relevanz überschreitet meiner Meinung nach eine gewisse Schwelle nicht.«

Diese Erklärung ist interessant. Vordergründig könnte man meinen, das ZDF zähle die Teilnehmer einer Protestveranstaltung aus. Denn Rzepka hält das Thema für politisch relevant. Aber die Zahl der Rücken, die vor dem Wahrzeichen in der deutschen Hauptstadt friert, genügt nicht, um das Thema über die Schwelle in ein prominentes Nachrichtenstudio zu tragen. Rzepka sagt zu Recht, dass eine Redaktion Nein sagen können muss, »sollten wir die nachrichtlichen Kriterien nicht erfüllt sehen. Das ist unser Job.« Aber seine Erklärung wirft doch einen Blick darauf, welche Kriterien es für die Berichterstattung gibt: »Relevanz, Betroffenheit, Prominenz«.

Das ist kein *Fauxpas*. Ich bin nicht sicher, ob er überhaupt weitere »nachrichtliche Kriterien« kennt, denn gerade in der damaligen Diskussion muss ihm daran gelegen haben, alle als Rechtfertigung aufzuführen. Wie steht Rzepka heute dazu? Bräuchte es nicht, gerade durch die Bürgerbewegung und all die vom Wasser ertränkten Kinderkörper, zwei neue Nachrichtenkriterien: Geschichte zum Beispiel – und Humanität?

Damals war mir nicht klar, dass ein technischer Aspekt des Internets die Selektion der Themen nicht ausweiten, sondern verengen würde. Im Internet, dem Medium des unbegrenzten Speicherplatzes, gelingt es im Kampf um Aufmerksamkeit nicht, der Öffentlichkeit auch nur ein Zehntel des Volumens anzuzeigen, das jede gedruckte Tageszeitung enthält. Die Artikel finden sich in den Ressorts wieder. Aber die Steckplätze auf der Startseite sind gerade neben den Werbeanzeigen derart begrenzt, dass noch härter um sie gekämpft wird als in einer ZDF-Nachrichtensendung. Es gibt eine Form der Aufmerksamkeitsverengung. Im Internet kann die Wirklichkeit noch weniger vorkommen.

Die Hochphase des Digitaljournalismus sind dagegen Eilmeldungen. Dann herrschen Aufreger, Aufregung und Aufgeregtheit. »Breaking News« sorgen für einen gehörigen Schwung an Aufmerksamkeit. Terroranschläge oder Regierungsbrüche schaffen undurchsichtige Lagen, in denen schnelle Eilmeldungen dafür sorgen, dass die Leser sich, wie Ernst Jünger nicht im Stahl-, sondern im Konfrontationshagel des Informationsgewitters wähnen. Die Öffentlichkeit bleibt dran an den Nachrichten und ruft eine Seite ununterbrochen ab, um auf dem neuesten Stand zu sein – was bares Geld wert ist. Nicht genau zu wissen, was eigentlich passiert ist, ist gut für Internetseiten. Eilmeldungen und spektakuläre ungewisse Zwischenfälle sind die schnellen Brüter radikaler Ungewissheit.

Im Medium des Fernsehens ist das genauso. Die Zuschauer werden durch rote Balken, in denen Eilmeldungen über den Bildschirm schnellen, bei der Stange gehalten. Sie wollen – verständlicherweise – um jeden Preis die ganze Wahrheit kennen. Kommentatoren raunen, dass durch dieses Ereignis nichts bleibe, wie es einmal war (eine Woche später ist es völlig vergessen). Für das Internet wie das Fernsehen gilt: Die Redaktionen hören nicht mehr auf zu senden, selbst wenn erkennbar nichts mehr geschieht. Dann folgt ein Reigen an Spekulationen, Kommentaren, Falschmeldungen, Gerüchten und – das beliebteste Format – Reaktionen.

Aus der Angstlust, etwas Furchtbares zu verpassen, hält sich das Publikum bis tief in die Nacht selbst wach, um ja keinen Schub im Impulsdauerfeuer zu verpassen. Diese Eilmeldungen sind genau genommen Stimmungsaufheller. Der Mensch wird durch sie zum elektrisch dauerstimulierten Wesen. Die Unruhe sorgt für Klicks. Die Hysterie schafft Aufmerksamkeit.

Wenn die Frage gestellt wird, was die moderne Gesellschaft im Innersten eigentlich zusammenhält, dann ist es dieser Zustand:

Wenig schweißt Menschen mehr zusammen als die durch den Terror auf uns einprasselnden Eilmeldungen. Zusammenhalt durch Hysterie. Eine von Handy und Fernsehen zusammengehaltene Hysteriegemeinschaft. Hysterie schafft Zusammenhalt. Wer die öffentliche Hysterie vermissen lässt, macht sich verdächtig.

Eilmeldungen sind der Kitt einer neuen Form der Vergemeinschaftung. Sie haben Schattenseiten wie Stress, Leere, Bluthochdruck und Gereiztheit. Aber dafür wird die aufgeklärte Bürgerin im Würgegriff ihrer eigenen Neugierigkeit, ihres eigenen Informationsdurstes gehalten. Die Aufgeregtheit verhindert, dass sie sich fragt, ob sie diese Art von Informationen überhaupt braucht. Ob sie nicht eigentlich etwas ganz anderes will. Etwas wie Schönheit, Großzügigkeit oder Humanität. Und es wird das Gegenteil von dem erzeugt, was die Bürgerin mit dem Konsum der Nachrichten eigentlich erreichen wollte: Es entsteht ein Informationsvakuum.

Philosophisch betrachtet ist das jedes Mal die Ausrufung eines Ausnahmezustands. Bestünde das Wesen der Macht in der Schaffung von Ungewissheit, besäße die vierte Gewalt die größte Macht. Nachrichtenmacher können ein Land in Panik versetzen. Und soll dem Feuer der Hysterie nicht der Sauerstoff ausgehen, muss es alle atemlos machen. »Wenn Hysteriker reden«, so beschreibt es die Schriftstellerin Jagoda Marinić, »gibt es keine Lösungen, nur mehr Aufregung, denn Hysteriker fühlen sich durch Aufregung beruhigt.«

Der Extremismus der Rechten ist genau deshalb in den Medienhäusern ein wirtschaftlicher Faktor. Donald Trump ist für die amerikanischen Verleger nicht nur ein Ungemach, sondern auch ein Riesengeschäft. Trump ist die »menschgewordene Eilmeldung«, wie Johannes Hillje ihn treffend beschreibt. Trump macht es Leitmedien sehr einfach, ihr Publikum in einen Ausnahmezustand zu versetzen. Er ist die wandelnde Unendlichkeit einer Timeline aus den sozialen Netzwerken.

Dagegen helfen Ruhe, Blackout und Langeweile. Den Putz anstarren. Die besten Ideen kommen einem, wenn man nur aus dem Fenster schaut. Es ist eben kein Nachteil der Tageszeitung, »nur« einmal am Tag erscheinen zu können. In dieser Publikationsbeschränkung liegt ein gutes Stück medialer Isolation. Deshalb werden Wochenzeitungen als intellektuelles Aufregungsgegengewicht auch immer wichtiger.

Worüber spricht eine Gesellschaft?

Was hält eine Gesellschaft zusammen, wenn nicht Schönheit, Großzügigkeit und Humanität? Und wie entsteht, was wir dann die »deutsche Öffentlichkeit« nennen? Es ist zu großen Teilen das Gespräch, das diese Gesellschaft mit sich führt. Wenn einst die Geschichte des öffentlichen Bewusstseins in Deutschland geschrieben wird, muss ein zentrales Kapitel von den Talkshows des Landes handeln.

Talkshows sind die sprach- und diskursmächtigen Bühnen, auf denen das Gespräch für eine Gesellschaft organisiert wird. Woher stammt denn unser Wissen über eine politische Debatte? Wer bestimmt sie? Was wir davon wissen, wissen wir zu großen Teilen aus den Talkshows. Sie sind *die* Hebebühne der öffentlichen Meinung. In Einschaltquoten über die Woche gerechnet, erreichen sie mehr Teile der Bevölkerung als die größte Tageszeitung. Und keinem Menschen gelingt es, eine geschlagene Stunde mit der *BILD*-Zeitung zu verbringen. Sie ist schneller ausgelesen, während eine Talkshow nach sechzig Minuten (frühestens) ausgesehen ist.

Die Talks wirken stärker auf den medialen Diskurs als alles andere. Wer sich Zutritt in die Köpfe und Wohnzimmer der Deutschen verschaffen möchte, muss sich in eine Talkshow setzen. Die sozialen Medien mögen Meinungen aggregieren, die politischen Debatten machen und treiben weiterhin *Maischberger*, *hart aber fair*, *Maybrit Illner* und *Anne Will* an. Die Redakteure dieser Sendungen sitzen an der Schranke zur Öffentlichkeit und bestimmen, worüber gestritten wird – und wer streitet.

Das Problem besteht darin, dass die dort verhandelten Debatten keinen gesellschaftlichen Zusammenhalt schaffen. Sie zeigen eher, *wie Zusammenhalt zerrüttet wird*. Das beginnt bereits bei den Titeln der Sendungen. Sandra Maischberger will sich selbst nicht als

Moderatorin, sondern als Journalistin sehen. Aber wie seriös kann eine Sendung mit dem Titel sein: *Mann, Muslim, Macho: Was hat das mit dem Islam zu tun?* Hier rauchen rassistische Scheiterhaufen. Ich kenne mich in dieser Welt nicht wirklich aus. Aber ist das eine seriöse Fragestellung: *Sozialstaat unter Druck: Kosten uns die Flüchtlinge zu viel?* Die vermeintliche Nähe zum »Volk« können die Redakteure unmöglich auf einer Journalistenschule gelernt haben. Seriöser Journalismus würde sich auch diesen Titel verbieten: *Religiös verblendet, politisch verirrt: Gefährden Radikale unsere Gesellschaft?*

Es gibt keinen Unterschied zwischen den enthemmt herausgebrüllten Pegida-Schlachtrufen und den Titeln der *Maischberger*-Sendungen. Wie weit sind die Sendungstitel von Björn Höckes Weltsicht entfernt? Höcke behauptet, dass Muslime den Krieg lieben und die »Islamisierung Europas« am türkischen Fluss gestoppt werden muss. Nur wenn die *BILD*-Schlagzeile eine seriöse Form von Journalismus darstellt, wäre Sandra Maischberger eine Journalistin.

Die Auffälligkeiten liegen in den Wortfeldern. Alle Sendungen über die amtierende Regierung wimmeln vor Superlativen. Die Bundesregierung ist im »Burgfrieden«. Eine »Sensationswahl« steht an. Es geht um »Sieg«, »Endspiel«, »Schicksalsjahr« oder »Wutwahl«. Die Kanzlerin heißt bei *Maischberger* netterweise gleich »Boom-, Bummel- oder Schummelkanzlerin«. Eine Sendung fragt sogar: *Spaltet Merkel das Land?* Auch von Demokratie zeugt das Ganze eher weniger: *Wer übernimmt Merkels Thron?* Da steht wirklich »Thron«.

Wie muss eine Moderatorin auf die Welt blicken, die solch plumpe Fragen im öffentlich-rechtlichen Fernsehen stellt? Wie weit sind diese Titel eigentlich noch von der Behauptung entfernt, die Opfer des Berliner Terroranschlags seien »Merkels Tote«? Mit welcher Weltanschauung sympathisiert jemand, der seine Sendungen *Beschädigen Flüchtlinge die Demokratie*? und *Wie gefährlich ist der Islam?* nennt?

Man wird das doch noch fragen dürfen: *Die Vorurteilsfalle: Gute Muslime, böser Islam?* Diese Titel verraten alles über den Blick einer Redaktion auf ihre Zuschauer. Aus dieser Hetze spricht eine für den öffentlichen Auftrag unerhörte Verachtung des Publikums. Die Titel klingen immer danach, als wolle da jemand Woche für Woche kontrolliert die Selbstbeherrschung verlieren. Einmal sich unkontrolliert in niederen Instinkten suhlen. Die Macher zeigen sich völlig enthemmt.

Das Medienportal *Meedia* wertete 141 Talksendungen zur Frage aus, welche Partei wie oft eingeladen wird. Die AFD zählte im Jahr 2016 nur 26 Einladungen (CDU 106, SPD 59, Grüne 36, Linke 33, FDP 13 der Gäste). Auch wenn das für eine Partei, die zu dem Zeitpunkt nicht im Bundestag sitzt, durchaus ansehnlich sein dürfte, entsprechen 26 Gäste in 2016 kaum der gefühlten Wahrheit.

Aber um einen Eindruck von der Macht der AFD zu bekommen, genügt es nicht, die Gäste auszuzählen. Die AFD ist nicht durch Personal, sondern durch Themen vertreten. Die Hälfte *aller* Sendungen verhandelten den Komplex Populismus, Asyl, Terror und Kriminalität. Die Sendungsthemen sind Raubkopien der Agenda der AFD.

Wären Talkshows für eine funktionierende politische Öffentlichkeit nicht wichtig, wären die Titel und Themen nur schreiend komisch. Im 21. Jahrhundert sind das aber die Fragen des scheinbar seriösen, von der Öffentlichkeit bezahlten politischen Abendprogramms. Wer denkt: Das sind doch nur die Titel, der Inhalt ist differenzierter, der kennt diese Sendungen nicht. In einer der *Maischberger*-Runden drohte ein ehemaliger Polizist seinem Gesprächsteilnehmer sogar mit Gewalt. Auf Anfrage sieht er keine Notwendigkeit, sich zu entschuldigen (oder etwas zu bestreiten). Er bestätigt noch, dass ihm vor laufender Kamera »der Kragen geplatzt« sei. Der ehemalige Bundesrichter Thomas Fischer, der zufällig nicht nur Zeuge, sondern auch noch Gast der entsprechenden *Maischberger*-Sendung war, beurteilte das so: »Wenn die Verantwortlichen der ARD dazu auch fünf Tage später noch immer nicht Stellung genommen haben, und wenn das Format *Maischberger* nach diesem Frontalangriff auf die Zivilisation auch fünf Tage später weder sich erklärt noch für die Ausstrahlung entschuldigt hat noch von der ARD als Skandalsendung aus dem Programm genommen wurde«, dann laufe etwas gewaltig schief.

Dieselben Moderatoren, die das Internet für die Verrohung der Gesellschaft verantwortlich machen wollen, präsentieren zur besten Sendezeit gewaltbereite Schläger, von denen sie sich weder distanzieren noch sie aus der Sendung werfen. Wer an den Fortschritt einer Gesellschaft glaubt, dürfte sich eher dort informieren, wo die Verhältnisse angeblich so schlimm sind – im Internet. Glücklicherweise haben Intellektuelle wie Thomas Fischer diese Sendungen erlebt und uns allen Zeugnisse des Grauens hinterlassen: »Mir schien: Redaktion und Moderatorin verfügten weder über ein Konzept, noch hatten sie einen Plan oder Grundkenntnisse des Themas Polizei und öffentliche Sicherheit. Der Regie-Einfall bestand darin, irgendwelche Leute zusammenzusetzen in der Hoffnung, dass die sich gegenseitig missverstehen, anschreien und beleidigen.«

Die Gäste haben von den Themen in der Regel nicht die leiseste Ahnung. Fischer schließt mit den Worten: »Eine schlechte (oder sagen wir: nicht vorhandene) Vorrecherche (man hatte sich offenbar nicht einmal die Mühe gemacht, bei der Staatsanwaltschaft Berlin nachzufragen) und eine uninformierte Moderatorin: [...] Drei Diebstähle in mehreren Jahren in der Filiale einer Berliner Floristenkette: Ist das der Untergang des Rechtsstaats?«

Den Talks geht es nicht ums Informieren oder Denken. Es geht ums Knüppeln. Die Sendungen sind Schlagstöcke im öffentlichen Gespräch, die ohne Rücksicht auf Verluste niederknüppeln. Zärtlich wurde *Maischberger* einzig und allein, wenn Helmut Schmidt zu Gast war. Dann hieß die Sendung nicht »Helmut Schmidt, ein abgehalfterter Opa, der nach dem Tod seiner Frau die Sekretärin vögelt?« Der Titel lautete tatsächlich: *Helmut Schmidt* (Bundeskanzler a. D.) *bei Sandra Maischberger*. Wirklich.

Ohne Helmut Schmidt gibt es kein Halten mehr: Wir gegen die. Die gehen auf und wir unter. Europäische Union: Ja oder Nein? Lügenpresse: Ja oder Nein? Flüchtlinge: Ja oder Nein? Sozialhilfeempfänger: Ja oder Nein? *Woran liegt es, dass wir immer noch Barbaren sind?*, fragt Schiller ins späte 18. Jahrhundert. Wir sind heute nicht weiter. Welcher Unterschied besteht zwischen diesen Talkshows und Goebbels' Hetzblatt *Der Angriff*? Die Talks fördern nicht den gesellschaftlichen Zusammenhalt, sie zerrütten ihn. Die Sendungen setzen die großen Debatten nur mit dem einen Ziel aufs Gleis, sie entgleisen zu lassen. Der Zusammenhalt unserer Gesellschaft wird durch die Reichsbürger, Pegidisten und Rechtsfascisten lange nicht so bedroht wie durch eine *Maischberger*-Sendung. Der *Völkische Beobachter* ist zurück. Aber nicht die Fanatiker abonnieren und finanzieren die Hetze, sondern wir alle bezahlen sie. Da die Verträge demnächst auslaufen, kann man nur hoffen, dass sie nicht verlängert werden.

Selbst der »Faktencheck«, mit dem sich Talks wie *hart aber fair* den letzten Anstrich von Seriosität verpassen, ist nichts weiter als ein Trick. Mely Kiyak machte sich die Mühe, dem halbseidenen Faden des im Fernsehen angekündigten Faktenchecks im Internet hinterherzuklicken. In der Sendung *Überlastet, überfordert, zu lasch – was läuft schief bei den Gerichten?* – einer Ausgabe, die selbst die *FAZ* als »Fall für den Presserat« bezeichnete – sollte es um die Kriminalität im Jahr 2018 gehen. Um die Kernthese einer statistischen Auffälligkeit krimineller Orientalen aber überhaupt zu belegen, verwies Moderator Frank Plasberg auf den »Faktencheck« im Internet.

Dort fand Kiyak dann einen zwölf Jahre alten Arbeitsgruppenbericht vor. Sie berichtet über ihre Rechercheodyssee: »Ich lud mir den über 100-seitigen Bericht runter und erfuhr, dass es in diesem besagten Jahr 424 registrierte Intensivtäter in Berlin gab. Davon schaute man sich aber nur die Altersgruppe der 14 bis 21-jährigen an. Innerhalb dieser Altersgruppe haben 65 einen türkischen und einer einen libanesischen Migrationshintergrund. Das stellt aber doch keine Mehrheit aus arabischen Ländern dar. 165 in dieser Altersgruppe haben eine deutsche Staatsbürgerschaft, inklusive der Russlanddeutschen, die man also aus der Gruppe der Täter mit Migrationshintergrund herausrechnet. […] Und um es noch komplizierter zu machen, tauchen in dem Bericht noch Zahlen über Täter mit einem Migrationshintergrund aus dem ehemaligen Jugoslawien auf, die man zu ›den Orientalen‹ zählt.« – Kein Mensch macht sich die Mühe, die Faktenchecks überhaupt anzuschauen. Wenn man es tut, entpuppen sie sich als Fake.

Wer spricht?

Im Februar 2018 fehlt dem Land eine Regierung. Das alte Kabinett, kommissarisch im Amt. Die erste Runde der Koalitionsverhandlungen waren drei Monate zuvor gescheitert. Die neuen Verhandlungen sollten in wenigen Stunden enden. Es stand also viel auf dem Spiel. Über Berlin schwebte das Damoklesschwert von Neuwahlen. In dieser Situation, als das Land nach einem Gespräch darüber hungerte, ereignet sich etwas Sonderbares. Die Talk-Sendung in Poleposition (sonntags nach dem *Tatort*), *Anne Will*, entfällt. Die Redaktion habe keine potenziellen Gäste gefunden. Die Politiker seien »fernsehmüde«, heißt es höhnend. In der Pressemitteilung des Senders findet sich der Satz: »Allerdings hatten sich potenzielle Gäste für eine einstündige Gesprächssendung an diesem Sonntag offenbar Zurückhaltung auferlegt.«

Schlimmer als die Themen, die telemedial zerschlagen werden, ist die Frage, wem eine Bühne geboten wird. Wen lassen die Redaktionen in den Diskurs? Wer spricht für die Republik? Nun, der Ausfall von *Anne Will* kann das ganz gut beantworten. Wie plausibel ist es, dass die sichtbarste Terrasse des öffentlichen Gesprächs für einen Sonntagabend nicht an Gäste kam? Wer wurde denn gefragt?

Unter potenziellen Gästen versteht die *Anne-Will*-Redaktion Politikerinnen und Politiker, die die Details eines neuen Regierungsbündnisses aushandeln. Sie erscheinen der Redaktion als redeberechtigt. Und weil sie – verständlicherweise – das zarte Pflänzchen der Regierungsbildung nicht zur allgemeinen Belustigung des Fernsehpublikums vor laufenden Kameras pflücken wollen, sagen sie reihum ab. Aber Gäste hätte es in Hülle und Fülle gegeben! Nur keine verantwortlichen Politiker. *Gäste* hätte es mehr als genug gegeben.

Machen wir das Selbstverständliche unverständlich: *Warum sitzen Politiker in einer politischen Talkshow?* Talkshows beleidigen nicht nur durch den Umstand, dass sie *Ein-Frau-Talkshows* sind (eine Frau, vier Männer), sondern auch im Verhältnis *4:1* besetzt werden – vier Politiker und eine Journalistin.

Wenn diese »Runden« ein gesellschaftliches Gespräch repräsentieren, dann ist nicht unwichtig, wer darin die Gesellschaft vertritt. In den Redaktionen dominiert das Missverständnis, dass politische Talkshows, wie der Name suggeriert, aus Politikern bestehen müssten. Aber kann eine Sendung schon dadurch politisch werden, dass sie mit Politikern besetzt wird? Warum sind das politische Talks, wenn die Moderatoren kein einziges Mal Gebrauch machen von politischen Ideen oder Theorien? Politische Ideenhistoriker waren noch nie zu Gast bei *Anne Will*.

Es gab eine Zeit, da war das anders. Eine Zeit, in der wesentlich kritischer mit Politik umgegangen wurde. Eine Zeit, die ein Gespür für Langeweile, Verklemmtheit und Wortakrobatik von Politikern besaß. Warum sitzen Politiker spätabends in einem Fernsehstudio? Haben sie nichts zu tun? Haben sie keine Familie, die auf sie wartet? Wo nimmt die hart arbeitende Politikerin ihre Zeit her, Sonntag Abend bei *Anne Will* abzuhängen? Die Menschen reden sich ihre Auftritte oftmals damit schön, dass ihre Rolle darin bestehe, der Bevölkerung »da draußen« (»im Land«, als wäre Berlin kein Teil davon) die Politik zu vermitteln. Aber das ist schlicht falsch, sogar ziemlich falsch.

Die Vermittlung, Erklärung, Auslegung und Bewertung von Politik ist Aufgabe der vierten Gewalt. Zeitungs- und Fernsehredaktionen können Politik »vermitteln«. Politiker tragen zur Vermittlung etwas Gutes bei. Sie können Propaganda machen. Wäre die Direktverschaltung der Politik mit ihren Wählern etwas demokratietheoretisch Wünschenswertes gewesen, hätte das Grundgesetz vielleicht Sendeplätze in den öffentlich-rechtlichen Medien für Politiker festgeschrieben. Aber die Rolle der vierten Gewalt (zu der auch Talkshows zählen) besteht darin, die Macht zu kritisieren, zu kontrollieren, notfalls auch zu beschneiden. Im vergangenen Jahrzehnt ist an dieser Stelle etwas gewaltig ins Rutschen gekommen. Wir erleben eine beispiellose und gefährliche Machtverlagerung. Die vierte Gewalt gibt kontinuierlich ohne Not Macht ab. Sie reicht sie an die ersten beiden Gewalten durch.

Und wer sitzt im Studio? Der Politiker vom Typus politischer Permafrost. Und die Fraktion der Zündler und Hysteriker, deren einziges Argument darin besteht, am lautesten nach einem Ausnahmezustand und der deutschen Selbsterhaltung zu rufen. Extremisten setzen sich gegen die feuerlosen Politikbürokraten in den Runden spielerisch durch. Bei *Günther Jauch* saßen zu besten Sendezeiten Thilo Sarrazin, Björn Höcke und die Anführer von Pegida. Sind Rechtsextreme gefährlich? – Fragen wir sie doch selbst! Wie Georg Diez bemerkt, hätte »man genauso gut einen Pyromanen in eine Streichholzfabrik einladen« können.

Aus Sicht der Aktionskunst sind die Talkshows wehrlos gegen symbolische Geländegewinne. Dafür ist das Aufeinandertreffen von Heiko Maas und Björn Höcke im Studio von *Günther Jauch* ein gutes Beispiel. Bilderbuchartig verkörpert Maas in der Sendung die Sehnsucht nach einem Gespräch auf Augenhöhe. Als damaliger Justizminister führt er das Gespräch in der Sache hart, geistesgegenwärtig, ja sogar scharfsinnig. Maas schlägt sich nicht nur wacker gegen einen Demokratiefeind, er besiegt ihn rhetorisch. Aber am Ende steht keine Lobpreisung seiner rhetorischen Tugenden.

Im Bewusstsein blieb von der Sendung nur ein Fetzen Polyester zurück. Höcke, sichtlich nicht in der Lage, Maas die Stirn zu bieten, hing sich eine Deutschlandfahne über die Stuhllehne. Alle Zeitungen machten am nächsten Tag mit dem Aufmerksamkeitsdiebstahl von Höcke, nicht mit dem demokratischen Vorkämpfer Maas auf. Aus aktionskünstlerischer Sicht ist dieses plumpe Ablenkungsmanöver ein schlechter Trick. Aber für *Günther Jauch* war er gut genug. Wenig verkörpert die Widersprüchlichkeit unserer Ansprüche besser. Auf einer Seite predigen wir den Dialog mit den Rechten. Aber wenn den jemand in aller Schärfe für die Seite der Demokratie führt, ist noch die Deutschlandfahne auf der Stuhllehne des Rechtsextremen interessanter.

Politiker raus!

Wenn Politiker in den Medien direkt zur Öffentlichkeit sprechen, handelt es sich nicht um Vermittlung, sondern um PR. Dem politischen Journalismus fällt die Aufgabe zu, die Worthülsen und den wohlgeformten Nonsens zu analysieren und zu entlarven. Die Direktschalte von Politik und Bevölkerung steht dagegen konträr zu allem, was dem politischen Journalismus am Herzen liegen muss. Es geht gerade darum, über Parteien zu sprechen. Es geht darum, über Politik zu sprechen. Es geht darum, über die AFD zu sprechen. Es geht überhaupt nicht darum, mit Politik zu sprechen. Mit Politikern reden – das könnten die investigativen Reportageformate, denen dieselben Politiker vor Kameras oftmals jede Stellungnahme verweigern, viel besser. Wir müssen wieder lernen, *über Politik zu sprechen.* Nicht mit ihr. Ein Gespräch wird nicht dadurch politisch, dass sich Regierungsmitglieder daran beteiligen.

Schon wenig politischere Themen wie »Krieg« übersteigen den Erfahrungshorizont der meisten Politiker. Es bedarf ganz anderer Menschen, um darüber zu reden. Die meisten Politiker scheinen nicht einmal zu ahnen, wie es ist, bombardiert zu werden oder den Qualm von brennendem Plastik in Aleppo zu riechen.

Krieg mag die Fortsetzung von Politik mit anderen Mitteln sein. Die Medienauftritte der Politiker sind die Fortsetzung des Nonsens mit den Mitteln des Nichtssagens. Politiker entkernen oder entpolitisieren unsere Diskurse. Es ist ein Gesetz: Je mehr Politiker in einer Talkshow sitzen, desto unpolitischer wird sie. Die *Anne-Will*-Sendung, die die Verantwortlichen ausfallen ließen, weil keiner aus der Politik kommen mochte, wäre die Möglichkeit gewesen, endlich ein Gespräch über Politik zu führen. Stattdessen geriet der Ausfall der Sendung zur Kapitulationserklärung. Es wird viel zu wenig verstanden, wie viel Macht die vierte Gewalt von sich aus abgibt an die, die schon viel zu viel Macht besitzen.

Politiker in Talkshows einzuladen, um sie nach ihrer Meinung zu befragen, hat immer etwas Unbefriedigendes. Ihre Sprecher bereiten für die Sendung ein Blatt mit fünf Stichpunkten vor, die die Politiker dann gegen alle Widerstände der Moderation ansprechen. Zur Not folgt eine Antwort, die nicht einmal entfernt zur Fragestellung passt. Es mag den einen oder anderen bestürzen, aber Politiker verbreiten gerne Propaganda. Deshalb sind auch jene Politiker, die das nicht oder kaum tun, begehrt in den Talkshows. Aber nur weil sie nicht Propaganda treiben, denken sie noch lange nicht quer. Wenn ich eines weiß, dann, dass wir viel mehr Querdenker brauchen.

Ernster Journalismus sollte immer *so machtkritisch wie möglich sein*. Rückgrat zeigen, keine Stichworte liefern, mit denen Politiker dann glänzen können, sondern sie gegen ihre Ideenlosigkeit mit den Ideen aus Wissenschaft und Zivilgesellschaft konfrontieren – nein, stellen. Der Macht die Wahrheit sagen. Wir haben uns alle viel zu sehr an die Dauerpräsenz von Politikern in den Medien gewöhnt. Es kommt darauf an, diese behagliche Gemütlichkeit aufzubrechen. Es ist verständlich, dass in Zeiten der Demokratiefeindlichkeit niemand gewählte Volksvertreter verächtlich machen will. Aber sie zu hofieren ist das Gegenteil einer Lösung.

Es ist wichtig, die Macht der vierten Gewalt auszureizen und Politikern nicht nur unangenehm zu werden und sie regelrecht zu verhören, sondern sie sonst gar nicht erst einzuladen. Das ist noch so ein Grund für alle, die behaupten, Talkshows seien nicht so bedeutend: Warum sitzen dann alle Politiker mit Rang und Namen dort? Wir müssen das hinterfragen und auch verweigern: *Warum sitzen Politiker überhaupt in Talkshows?*

Wenn Politiker ihre Entscheidungen »vermitteln« wollen, sollen sie das auf Facebook-Seiten oder in Podcasts tun. Die Downloadrate des Podcasts der Bundeskanzlerin drückt ganz gut das öffentliche Desinteresse an dieser Art der Politikvermittlung aus. Und es ist auch merkwürdig. Die eigenen Kanäle werden mit Fotos vom Frühstückskaffee und Skiurlaub vollgepflastert. Wahre Ikonen der erfolgreichen Politikvermittlung! Politiker haben mehr als genug Möglichkeiten zum Auftritt. Sie können im Wahlkampf Tribünen in die Dorfmitte stellen und sich von ihren Anhängern bejubeln lassen. Sie können ihre Politik auf Podien vermitteln (auf Konferenzen, die sie meist direkt bezahlen). Sie können versuchen, Politik durch Grußworte auf Gedenktagen zu erklären. Und wenn es wirklich wichtig ist, werden sie von den besten Journalisten des Landes in die Bundespressekonferenzen eingeladen.

Aber die zentrale Bühne der Politik ist das Parlament. An diesem Ort soll die Politik verhandelt, erklärt, vermittelt und debattiert werden. Die Debatten zu bewerten, ist die Aufgabe des Journalismus.

Niemand kann es Politikern verdenken, alle Sendeminuten, alle Zeitungsseiten, die sie oder er bekommen kann, zu nutzen, ja zu kolonisieren. *Alles, was geht!* Politiker würden sich neben Claus Kleber, den Moderator des *heute journals* stellen und mitmoderieren, wenn man sie ließe. Es ist jetzt keine größere Überraschung, dass Macht mehr Macht will.

Aber es gibt keinen Grund für die vierte Gewalt, die wichtigste Ressource ihrer Macht, Aufmerksamkeit, an die ersten beiden Gewalten freiwillig abzutreten. Das ist das eigentliche Problem seit Jahren. Die Macht verschiebt sich. Es herrscht ein völliges Machtungleichgewicht zwischen den vier Gewalten. Die vierte Gewalt hängt in der Luft. Die ersten beiden grinsen wie Peter Altmaier in der *ZEIT* im Politikteil auf zwei Seiten, der seriösen Journalistinnen seine Buchbestände zeigt. Warum auch nicht?

Die mediale Dauerpräsenz von Politikern ist die Ersatzbefriedigung für einen politischen Journalismus. Diese Präsenz wirkt im Übrigen erodierend auf die Macht der Medien, weil sie direkt die Attraktivität des Angebots senkt. Niemand will Peter Altmaiers Bücherregale sehen. Schon gar nicht im Politikteil der größten deutschen Wochenzeitung. Diese Art von Homestories machen sonst nur *BUNTE* und *Gala*. In einer Woche kann nicht so wenig passieren, dass die Büchersammlung von Peter Altmaier plötzlich relevant wird. Das ist einfach nicht möglich. Viele Themen müssen dafür weichen. Aber die Präsentation von Altmaier ist nicht attraktiv. Sie drückt sich in sinkender Nachfrage aus. Die natürliche Untergrenze des öffentlichen Interesses für derartige Formate zeigen die Abozahlen des Podcasts der Bundeskanzlerin.

Kritik entsteht durch Distanz. Machtkritik kann am besten geübt werden, wenn Politiker dort belassen werden, wo sie hingehören: im Parlament. Oder im Kanzleramt. Dann fällt es auch leichter, über die üblichen Floskelantworten hinauszudenken. Dann fallen den Moderatorinnen vielleicht zentrale Fragen unserer Zeit ein: Was ist mit den Ertrinkenden im Mittelmeer? Was tun wir dagegen? Warum tun wir nichts dagegen?

Aber es gibt noch einen viel wichtigeren Grund, weniger oder anders mit Politikern zu reden. Dieses Land ist vielstimmig, intelligent und kritisch. Es gibt so viele Stimmen, die es wert wären, Gehör zu finden. Es gibt viel mehr Menschen, die das Land repräsentieren, die die Gesellschaft vertreten, als die ewige 4:1-Gästeregel. Das Land besteht nicht aus Politikern und Journalisten.

Vor nicht allzu langer Zeit hätten sich Journalisten gar nicht in eine Runde mit Politikern getraut. Sie sahen es als ihre Aufgabe an, diese durch die Anordnung und Organisation des Gesprächs zu attackieren. Und sich sonst unsichtbar zu machen. In prekär werdenden Verhältnissen und daraus resultierenden Vermarktungszwängen sitzen sie jetzt mit in der Runde. Eine eigene Meinung ist ein Problem. Aber mit den Politikern in Runden jovial zu lachen, das ist in Ordnung. Jene, die das Selbstgespräch dieser Gesellschaft organisieren sollten, sitzen mittendrin.

Interessanterweise fällt ihnen dabei mitunter die Rolle zu, die sie haben. Journalisten haben die Aufgabe, die Macht zu kritisieren. Wenn nun die vier Politiker in einer Runde wieder ins Nichtssagen verfallen, soll die eine eingeladene Journalistin aufstacheln. Aber das ist nur eine Simulation von Machtkritik. In der Regel hat sie selbst gerade ein Buch, eine Biographie oder eine Reportage zu der Politikerin veröffentlicht, die ihr gegenübersitzt. Sie tauscht die Rolle der Kritikerin mit der der Expertin. Die Politikerin erklärt dann die Position ihrer Partei. Und die Journalistin erklärt »ihre« Politikerin. Alle in der Runde haben etwas davon – nur nicht die Öffentlichkeit.

Der Anspruch ist anmaßend, dass Runden aus Politikern und Journalisten die Gesellschaft stellvertreten könnten. Sie repräsentieren sie ja nicht einmal. Dass der Großteil der Gesellschaft von der Debatte ausgeschlossen wird, trägt viel mehr zum Eindruck einer Abgehobenheit bei als die vermeintliche Hegemonie der 68er. Für das intellektuelle Klima ist es wichtig, damit aufzuhören. Wir brauchen ein: »Politiker raus!« Runter mit den Politikern von den Tribünen. Sie gehören ins Kanzleramt oder ins Parlament. Im Fernsehen brauchen wir sie nicht.

Wenn sich Historiker in wenigen Jahrzehnten fragen sollten, wie unsere Debattenkultur derart abstürzen konnte, werden sie die zentrale Ursache nicht darin erkennen, wer zu sehen, sondern darin, wer nicht zu sehen war. Eine Gesellschaft besteht nicht nur aus *Anne Wills* »potenziellen Gästen«. Warum haben die Redaktionen nicht den Mut, eine Sendung *nicht* mit Politikern und dadurch schon machtkritisch zu besetzen? Der Vorschlag mag exotisch anmuten, Politiker von einem politischen Gespräch auszuschließen. Aber genau darin steckt eine Lösung.

Die ARD sendete an dem betreffenden Sonntag im Februar 2018 anstelle von *Anne Will* einen telegenen Schwiegermuttertraum. Der Augenblick, als *Anne Will* ausfällt, ist einigermaßen bezeichnend für den Zustand, in dem unsere Gesellschaftsdebatten sind. Für die Redaktion machte eine Sendung *über* die Politiker, die da die Nächten durchverhandelten, einfach keinen Sinn. Sie hielten eine Sendung ohne die entsprechenden Politiker tatsächlich für verschwendete Zeit.

Unempfindlichkeit beginnt sprachlich

Die Debatte wird bestimmt von einer Parallelgesellschaft der alten weißen Männer (was vielleicht die komischste Übersetzung von *white supremacy* ist). Sie lassen sich in ganzer Selbstherrlichkeit aufs Gesellschaftssofa plumpsen. Aufgeheizt von den amokartigen Fragestellungen der Redaktion erliegen sie der Illusion, es könnte angebracht sein, auf Menschen und Minderheiten draufzuhauen. Sie konfrontieren dann die Nichtanwesenden mit Erwartungen, denen jeder zustimmen würde. Wenn Menschen ohne deutsche Staatsbürgerschaft vergewaltigen und morden, ist dieser alternden Parallelgesellschaft die Klarstellung wichtig: »Sie haben nicht zu morden!« Wenn sie randalieren, rufen sie: »Flüchtlinge haben nicht zu rebellieren!« Wenn sie kein Deutsch sprechen, erwarten sie: »Sie haben Deutsch zu lernen!« Wenn sie Sozialhilfe beziehen, stellen sie gleich im Namen der ganzen Bundesregierung klar: »Sie haben zu arbeiten!« (und übersehen, dass die eigenen Gesetze ihnen jede Arbeit verbieten).

Für das Jahr 1943 notiert Astrid Lindgren ins Tagebuch: »Die schwedischen Antisemiten hetzen, so gut sie können, und verschicken Flugblätter, in denen sie Flüchtlinge als eine Schar von Mördern und Vergewaltigern darstellen.« Die abendlichen Talkrunden, von Millionen Menschen konsumiert, sind wahrlich keine Flugblätter mehr. In ihnen erzählt die alte weiße Parallelgesellschaft das Märchen eines arglosen deutschen Volkes, das faulen minderwertigen Sozialschmarotzern zum Opfer fällt. Die meisten der thematisierten »Probleme« bewegen sich außerhalb jeder Strafbarkeit. Erwähnt die Moderatorin, manche Menschen im Land besäßen die Dreistigkeit, die Fernsehprogramme ihrer Heimatländer zu sehen, fordern die anwesenden Talkgäste: »Sie haben deutsches Fernsehen zu sehen!« Genauso verhält es sich wahlweise mit der Burka, dem Minarett, der Schächtung. Als Möchtegern-Polizisten verfolgen sie empört vollkommen legale Dinge, als handle es sich um Verbrechen.

Wer in diesem Diskurs fehlt, sind die Betroffenen. Die deutsche Talkshow ist eine weitgehend immigrantenfreie Zone. Ein großes Gespräch über Abwesende. Da wird grundsätzlich das Leben von Menschen bevormundet, die nicht mit am Tisch sitzen. Warum hat nie jemand einen Geflüchteten in einer Talkshow gesehen? Eine Million Neuangekommene, und kein einziger spricht fernsehtaugliches Deutsch? Für die Redaktionen sind die Betroffenen, die sie mit Vorliebe mit den Sendungen angreifen, schon deshalb nicht gesprächsfähig, weil sie, wie das Wort schon sagt, *betroffen* sind. Sie sind nicht neutral, soll heißen: Sie können nicht objektiv sein.

Hätte ich niemals deutschen Boden betreten und nichts als die Videokassette einer *Maischberger*-Runde, ich würde von Deutschland denken: Das ist ein Apartheidregime, in dem Politikrentner mit scharfen Sätzen über Menschen herrschen, die sie »Flüchtlinge« nennen. Mit Rechten reden – das ist das Mantra unserer Zeit. Für Schutzsuchende gilt: *über* sie reden. Das deutsche Apartheidregime wird dabei schnell ausfällig. Es gibt niemanden, der die sich echauffierenden weißen Männer an die Gleichheit aller Menschen erinnern würde, auch derer, die von den Sendungsmachern einfach partout nicht eingeladen werden. Statt die Täter zum »Dialog« mit ihren Opfern aufzurufen, werden erstere hofiert und ihre Opfer vom Diskurs ausgeschlossen.

Im öffentlichen Auftrag, von uns allen geduldet, verbreiten die Talkshows nahezu in jeder Ausgabe verfassungsfeindliches Gedankengut. Dass die Würde von Menschen auch dann nicht angetastet werden darf, wenn sie keinen deutschen Pass haben, fällt da offenbar keinem ein. Großmütig werden Menschen, die vor Kriegen fliehen, von der deutschen Apartheid »erduldet«. Die Väter des deutschen Grundgesetzes danken für so viel Großmut. Die Worte nähren eine Glut, bis die Apartheid-Anhänger Brände legen. Sprachlich werden die geduldeten Ausländer überraschend unverklausuliert aus dem Land geworfen. Die Rechte der Schutzsuchenden werden preisgegeben, während die Rederechte von braunen Terrorbrüdern eisern verteidigt werden.

Die Bereitschaft zur Diskriminierung steigt. Dabei geht es um die sprachliche Herrschaft über Abwesende. Das Fernseh-Apartheidregime versucht gezielt, Menschen zu dehumanisieren. Der abstrakte »Flüchtling«, der »Ausländer«, der »Asylbewerber« oder schlicht der »Asylant«. »Worte können sein wie winzige Arsendosen«, so beobachtet es Victor Klemperer in der Zeit des Dritten Reichs. »Sie werden unbemerkt verschluckt, sie scheinen keine Wirkung zu tun, und nach einiger Zeit ist die Gift-Wirkung doch da.«

Worte verdrängen den Begriff des Menschen und damit die Idee, die mit dem Begriff verbunden ist. Die Hitler-Bewunderer sprechen von »Fickilanten«, »Rapefugees« oder »Invasoren«. Als wäre der öffentliche Diskurs Deutschlands ein Durchschlag auf Kohlepapier, drückt sich dieser Rassismus durch. Menschen, die etwas gesehen haben, das den Ereignishorizont der Fernseh-Apartheid übersteigt, nämlich Krieg, mutiert zu gesetzesbrechenden »Nafris« oder »Asyltouristen« (ein Begriff, der von der NPD stammt). Menschenretter werden zu »Schleusern« und »Schleppern«. Die Rechtsextremen werden zu »Populisten«, die Rassisten zu »Unzufriedenen« und die Antisemiten zu »Israelkritikern«. Rassismus wird zur »Sorge« und dezidierte Menschenfeindlichkeit zur »umstrittenen« Meinung.

Die Unempfindlichkeit beginnt immer sprachlich. Worte schieben sich vor den Menschen. Der Mensch soll verschwinden hinter einer Schutzwand aus Worten. Ein Paravent infamer Begriffe deckt den Menschen zu. Aber warum? Warum halten wir die Menschen hinter der Sprache nicht einfach aus? Warum ertragen wir sie nicht? Warum versuchen wir, sie mit entmenschlichenden Worten zu verstecken?

Eine Antwort liegt in der Frage, was diese Menschen gesehen haben. Sie haben Dinge erfahren, die für uns unvorstellbar sind. Ein Großteil der deutschen Bevölkerung besitzt keinerlei Vorstellung davon, was sie wirklich erlebt haben. Die Rechtlosen sind uns – die wir uns an den Werten einer abenteuerlustigen, erfahrungshungrigen Gesellschaft orientieren – in ihren Erfahrungen im absoluten Sinne überlegen. Dagegen könnten wir uns mit Bewunderung wehren. Aber das kommt für die meisten nicht infrage, weil es dem ungesunden Empfinden der tatsächlichen Machtverhältnisse des deutschen Staatsbürgerschaftsrechts zuwiderläuft.

Wieso sollten die Starken die Schwachen anbeten? Wieso sollten die Angekommenen die Neuankömmlinge achten? Ja. Warum eigentlich nicht? Wer sich am Gebot der Humanität orientierte, der wüsste, dass niemand Achtung nötiger hätte. Für ihren Mut, für ihre Ausdauer, für ihren Schmerz. Aber die meisten nehmen Anstoß am juristischen Geschmack des Gegebenen. Die Kraft, die die Aufrechterhaltung dieser Geschmacksordnung besitzt, lässt sich an der Abwehrhaltung der Konservativen in dem, was sie als »Flüchtlingskrise« bezeichnen, zeigen. Aber das war keine »Flüchtlingskrise«. Es handelte sich um nichts weniger als einen zweiten Mauerfall.

Warum entwerten wir Menschen? Die Wahrheit ist: Wir ertragen sie nicht. Wir halten sie nicht aus. Wir abstrahieren, damit wir sie nicht länger betrachten müssen. Aber warum? Warum halten wir sie nicht aus? Der Psychoanalytiker Arno Gruen glaubte, dass wir die Erinnerung an unsere Verletzlichkeit in Fremde auslagern. Gruen war überzeugt, dass wir einen Teil von uns selbst, nämlich unsere Schwäche und unser Ausgeliefertsein, in rechtlose Menschen verdrängen, um uns davon zu distanzieren. Dadurch gelinge das Kunststück, andere für die eigenen Schwächen zu hassen.

Ich halte diese Idee, so schön sie klingt, für falsch. Neben der Überlegenheit der Gefühle und Erfahrungen jeder durchschnittlichen Schutzbedürftigen gegenüber einem beliebigen Vertreter unserer gefühlshungrigen und erfahrungslosen Gesellschaft gibt es einen tieferen Grund, warum wir Menschen sprachlich rechtlos machen. Dabei geht es sehr direkt um Vorstellungen. Wir haben keinerlei Vorstellung davon, was in einem Kriegsgebiet oder bei der Überfahrt auf dem Mittelmeer geschieht. Wir können so tun, als wüssten wir das. Aber selbst ich, der diese Dinge seit Jahren zum Motor dessen macht, was die Gesellschaft verändern soll, habe keine Ahnung, wie es ist.

Diese Menschen künden von Verbrechen, die uns aus der Geschichte vertraut sind, die wir jetzt aber auf keinen Fall *schon wieder* hören wollen. Wir haben doch gerade erst »Nie wieder!« geschworen. Was ist denn jetzt schon wieder? Der Schmerz anderer Menschen frisst Zeit. Alle Menschen haben eine natürliche Abscheu vor Gewalt. Gewaltbilder sind Pfeile, die sich mitten ins Herz bohren. Sie paralysieren. Sie tun weh. Verbrechen, verübt an anderen Menschen, dringen direkt in unser Bewusstsein ein. Sie sind unerträglich.

Der Schmerz anderer schlägt in uns ein. Wir haben andere Menschen immer schon in uns. Wir sind sie. Aber manche stempeln Schutzbedürftige lieber als Mörder und Vergewaltiger ab, als sich mit ihrem Schmerz auseinanderzusetzen. Statt zu betrachten, was sie gesehen haben und was es politisch mit uns zu tun hat, entmenschlichen wir sie. *Wenn wir doch nur wüssten!* Wenn wir uns vorstellen würden, wie es für Menschen ist, sechs Jahre in einem Flüchtlingslager in der jordanischen Wüste vor sich hin zu vegetieren, ohne die Hoffnung und ohne Zukunft, dann wäre etwas los im politischen Diskurs. Es ist ja nicht unmöglich, sich zu informieren. Es ist nicht unmöglich, sich etwas vorzustellen.

Dass Menschen sich ihrer Vorstellungskraft nicht bedienen, wie wir es müssten, führt erst zur Festschreibung der Zustände. Es könnte immer anders sein. Wir können jedes Flüchtlingslager der Welt mit einem relativ bescheidenen Geldbetrag und minimalem Einsatz des deutschen Außenministeriums jederzeit zur Geschichte machen. Jede Revolution beginnt damit, sich die gegebenen Verhältnisse aufs Genaueste vorzustellen. So kommen wir erst darauf, wie Veränderung aussehen könnte. Das ist die

Macht der Phantasie. Das ist das Geheimnis hinter der Macht auch unserer Aktionen ihr Vorstellungsspeicher.

Wenn wir doch nur wüssten. Wir müssen uns in Menschen hineinversetzen, die in Aleppo auf dem Boden kauern. Die den Bombenhagel über sich ergehen lassen. Wie sie nichts tun können, weil die russischen Flugzeuge zu weit oben am Himmel fliegen. Warum fliegen die Russen da? Was haben sie da zu suchen? Warum installieren deutsche Spitzeningenieure für Zivilisten nicht ein altes Warnsystem mit dem Namen »Fliegeralarm«? Wir müssen uns vorstellen, was in den Zweizeiler-Meldungen der Zeitungen verborgen ist. Wir müssen diese Meldungen mit der Kraft unserer Phantasie öffnen. Das ist eine Kunst. Es ist schwer, es sich vorzustellen. Aber die Kunst ist wichtig, auch wenn sie weniger praktiziert wird als Kopfrechnen. Hinter allen Nachrichten sind Menschen. Und es gibt genügend Schriftstellerinnen und Künstler, die mit der nötigen Phantasie begabt sind, sich etwas vorzustellen.

Wenn die deutsche Politik es nicht tut, sollten wir die Rechtlosen wie Könige behandeln. Um Schwache wie Könige zu behandeln, müssen wir uns nur vorstellen, dass Menschen Könige sein können. Jedes Kind beherrscht diese Gabe besser als alle achsoerwachsenen Talkshowgäste. Darauf kommt es an. Es ist kein Kinderspiel. Es ist das Spiel um unsere Humanität. Der Zusammenhang zwischen Phantasie und Humanität ist zwingender, als es auf den ersten Blick erscheint. Phantasie ermöglicht Humanität. Ohne Einbildungskraft gibt es keine Mitmenschlichkeit.

Die Welt brennt. Und wir müssen uns diese Verwüstungen aus den wenigen Satzfetzen der Nachrichten vorstellen. Auf den Straßen in Syrien sterben Menschen. Den Humanismus aus unserer politischen Debatte auszugrenzen macht diese nicht wirklichkeitsnäher, sondern vorstellungsverarmter. Schlingensief erklärte die Schutzsuchenden in *Ausländer raus!* zu Schauspielern, um ihnen einen kleinen Teil der verlorenen Würde zurückzugeben. Sie sollten sich selbst spielen (Schlingensief ertrug Schauspieler nur, wenn er sie mit der Wirklichkeit aus dem Konzept brachte – er wollte das Gespielte mit der Realität brechen). Er brachte dabei zur Sprache, dass ein »Flüchtling« (»Asylbewerber«, wie die verachteten

Menschen damals hießen) ein Bild im eigenen Kopf sei: »Man betrachtet einen Asylbewerber wie ein Monster, man hat überhaupt keine Fähigkeit mehr, durch eine Musik, durch Bilder [...] in ihm Bilder aus dem eigenen Leben zu entdecken.« Darum geht es. Niemals die Achtung vor den sprachlosen Menschen zu verlieren, sondern: Menschen als Menschen zu sehen.

Die Havarie der Menschenfeindlichkeit

Begriffe schaffen Wirklichkeit. In der Fernseh-Apartheid geht es darum, sprachliche Dominanz über Menschen zu erlangen. Es geht um das Beherrschen und Gehorchen. Die eigene Dominanz wird auf Kosten einer sprachlosen, politisch ungeübten Minderheit hergestellt. Aber aus diesem Griff nach der sprachlichen Dominanz kann tatsächliche Herrschaft (über Menschen) werden.

Wenn der Begriff des *Menschen* erst verschwindet, ist der Weg frei für ihre Misshandlung. Der Prozess vollzieht sich meistens beschleunigt: »Als ich klein war, habe ich niemals das Wort Jude gehört«, erinnert sich die Schriftstellerin Ruth Andreas-Friedrich an ihre Kindheit in der Weimarer Republik. Die Menschen wurden zuerst sprachlich herabgewürdigt. Und dann auf den Straßen. Erst stehen Worte gegen Menschen, dann Taten, am Ende auch die Paragraphen der Gesetzesbücher.

Die Menschenfeindlichkeit der Diskurse besitzt die Macht, das Grundgesetz zu ändern. Die politischen Debatten sind Geröllawinen, die Streckenabschnitte der Verfassung gedanklich zerstören. Sprache heizt die Stimmung vor. Sie legt Feuer im politischen Kerngebiet: der Geltung der Menschenrechte. Die Geschichte zeigt, dass die Ahnungslosigkeit und Verfassungsfeindlichkeit des Geredes nicht vom Grundgesetz gebändigt, sondern dass das Gerede über die Verfassung triumphieren wird. Der größte Sündenfall ereignete sich genau so.

Einst gab es ein *Grundrecht auf Schutz* in der deutschen Verfassung. Es nannte sich: Grundrecht auf Asyl. Als zu Beginn der 1990er-Jahre die Flüchtlingsheime brannten, wurde es abgeschafft. Die

Väter der Verfassung schrieben 1949, in einem Moment, in dem Millionen Flüchtlinge nach Deutschland drängten, das Recht auf Asyl als Grundrecht in die Verfassung. Die Einwanderungssituation war 1949 wesentlich dramatischer als 1993. Doch genau 1993 wird es ohne jede Not aufgrund des menschenfeindlichen gesellschaftlichen Geredes abgeschafft. Die Verfassung steht dem Gerede im Weg. Also wird sie geändert – nicht das menschenfeindliche Gerede.

Es gibt keinen einzigen Grund, diesen Missstand zu belassen. Was wir brauchen, ist eine Restauration der Verfassung. Wir können den Artikel 16 jederzeit wieder in den Glanz setzen, in dem er 1949 strahlte. Dafür muss nur ein schlagkräftiger »Linksruck« landesweite Generalstreiks ausrufen. Wir müssen kämpfen, wenn die Grundrechte angefasst werden.

Mit tatkräftiger Unterstützung des Fernsehens, der Zeitungen und der Verlage ist in der Republik ein Kampf entbrannt: *ein Kampf ums Dasein*. Es geht tatsächlich um das Recht, *da zu sein*. Wer darf da sein und wer nicht? Das Apartheidregime spricht Menschen das Recht ab, da zu sein. Zuerst ist es nur Gerede. Aber irgendwann folgen die Gesetze, aus denen dieselbe Vorverurteilung spricht. Wir kennen nur Gesetze, die darauf ausgerichtet sind, uns als Menschen rechtlich zu bewahren. Aber Gesetze können Menschen auch ausziehen, foltern und töten.

Die Nürnberger »Gesetze« sind der krasseste Fall eines ganzen Korpus, menschenfeindliche Handlungen in gesetzestreue Handlungen verkehrt. Menschen taten »nichts Unrechtes«, wenn sie die Verunreinigung des deutschen Volkes (»Rassenschande«) auf den Polizeiwachen anzeigten. Gesetze lassen sich in beide Richtungen verabschieden: Sie können den Menschen bewahren. Sie können ihn aber auch auslöschen.

Die Daseinsdebatten sind vollständig fiktiv. Aber da die deutsche Gesellschaft zu keiner Zeit anerkannt hat, dass sie in Wirklichkeit vielfältig und offen ist, ist die Gefahr, die Wirklichkeit juristisch zurückzudrehen, real. Der Extremismus feiert einen Achtungserfolg nach dem anderen. Mitglieder der Bundesregierung sollen in der Türkei entsorgt werden (die implizite Botschaft lautet übrigens:

»Wo sie hingehören!«). Schutzbefohlene sollen an der Grenze erschossen werden (Botschaft: zur Abschreckung von Nachahmern). Und der Holocaust ist nur ein »Vogelschiss« (Botschaft: »Hört endlich auf damit!«).

Deutschland kann jederzeit zur Ausgrenzungsgesellschaft mutieren. Noch ist es nicht zu spät. Aber es herrscht schon eine gefährliche politische Eiszeit. Eine Politik, die meint, sich keine menschlichen Regungen »erlauben« zu können. Deutschland will den politischen Winter. Wir alle lassen dieses gesellschaftliche Erfrieren zu. Es ist ein beeindruckendes Schauspiel, dem allmählichen Erkalten der eigenen Zeit beizuwohnen. Ich hätte nicht gedacht, dass die menschliche Wärme, die Humanität, das Bekenntnis zur Aufklärung so schnell auskühlen.

Es gibt sie noch, Menschen, denen das Handyvideo der Hitler-Bewunderer, die einen Menschen einschüchtern, über eine befahrene Hauptstraße von Chemnitz treiben und ihm hinterherstellen, das Herz bricht. Als ich das Video, keine zwei Stunden nach der Veröffentlichung, zum ersten Mal sah, wusste ich, dass in diesem Winter alle Gefühle sterben werden. So oft ich dieses Video auch abspiele – ich schaffe es nicht ohne Tränen. Zum ersten Mal hatte ich meinem Sohn nichts zu sagen. Ich habe ihm bisher alles gesagt. Als wir die Außenmauer aufbrechen wollten, da war er zwei Jahre alt, erzählte er im Kindergarten: »Schnipp, schnapp, Zaun ab!« Als das Zentrum für Politische Schönheit Ertrunkene in der deutschen Hauptstadt beerdigte, kratzte er mit einem Spaten auf den Wurzeln eines Baumes im Hof herum. Ich fragte ihn, was er mache. Und er sagte: »Flüchtlinge beerdigen.«

Im vergangenen Herbst habe ich ihm zum ersten Mal etwas verschwiegen. Ich habe ihm diese Aufnahme aus Chemnitz nicht gezeigt. Die Bedrohungen waren alle so weit weg. Was uns jetzt nicht zustoßen darf – dafür brauchen wir ein Wunder.

Wir haben die Pflicht, uns das Gegenüber der Sätze des Apartheidregimes vorzustellen. Wen greifen sie an? Wie treffen sie? Wir müssen uns angegriffen fühlen. Es handelt sich um Frontalangriffe auf die Menschenrechte. Wir alle sind gemeint. Wir müssen das persönlich nehmen. Menschlichkeit ist keine Kraft, die blind auf uns einwirkt wie die Schwerkraft. Wir müssen uns für die Humanität entscheiden, sie verteidigen und notfalls für sie sterben. Die ursprüngliche Losung der Französischen Revolution lautete: »Liberté, Égalité, Fraternité *ou la mort*« – Freiheit, Gleichheit, Brüderlichkeit *oder der Tod*.

Dazu wären Talkshows eigentlich da, dass die Apartheid nicht über neue Sklaven debattiert, sondern ihnen ins Gesicht sagt, was sie vorhat. Eine Schriftstellerin sorgte für einen seltenen Moment, in dem ein Politiker wenigstens gedanklich mit den Menschen konfrontiert wurde, über die er nur zu hetzen gewohnt ist. In einer Sendung von *Anne Will* sagte Jagoda Marinić zu Markus Söder, der einmal mehr das Ende seines politischen Traumas der doppelten Staatsbürgerschaft forderte: »Wir sprechen oft über Kinder. Muss ich meinen Eltern gegenüber loyal sein? Muss ich meinem Land gegenüber loyal sein? Es würde uns mehr bringen, wenn diese Kinder nicht zerrissen werden.« Zerrissen werden. Die Politik macht Gesetze. Inzwischen nicht nur gegen Frauen und Kinder. Warum haben anständige Menschen es nötig, politische Maßnahmen zu fordern, die Kinder zerreißen? Warum sollten Sie das brauchen?

Den Blick des betroffenen Kindes hält ein Markus Söder nicht aus. Die harten Hunde, die so gut bellen, ohne die Betroffenen jemals zu sehen, sind peinlich berührt, wenn sie mit den Menschen konfrontiert werden, die von ihren Forderungen betroffen wären. Die Bundeskanzlerin geriet ein einziges Mal in eine solche Situation – bezeichnenderweise natürlich nicht in einer Talkshow. Im Frühling 2015 tätschelte sie einem jungen Mädchen den Rücken und sagte sinngemäß zu ihr: »Wir müssen dich vielleicht trotzdem abschieben. Sorry!«

Ein weiterer Fall einer solchen Havarie zwischen Politik und Mensch ist gar nicht bekannt. Solche Konfrontationen gäben großartige, einprägsame und quotenstarke Talkshow-Momente ab. Derartige Zwischenfälle könnten zum Standardrepertoire einer gut gemachten Talkshow gehören: Politiker mit den Konsequenzen ihres Tuns zu konfrontieren. Und Betroffene zur Gegenrede ermächtigen. Politik wird in einer Demokratie nicht gegen Menschen, sondern für sie gemacht. Nach der imaginierten Söder-Havarie schaute Anne Will hektisch nach links und rechts, würgte jedes weitere Gespräch mit den Worten »ein echt spannendes Thema« ab und beendete die Sendung.

Geistiger Extremismus

Was denken eigentlich die Macher der Talkshows selbst darüber, was sie tun? Merken sie, was sie anrichten? Ahnen sie, dass sie etwas mit dem Aufstieg der braunen Gesinnungsritter zu tun haben? Es ist bemerkenswert, wie wenig Zeugnisse es von denen gibt, die den Diskurs derart bestimmen. Sandra Maischberger gewährte der Sendung *Schulz & Böhmermann* im Frühjahr 2017 einen seltenen Einblick in ihr Geistesleben. Jan Böhmermann konfrontierte Maischberger mit der Tatsache, dass sich ein Viertel aller Talkshows im Jahr zuvor um das Monothema »Flüchtlinge« gedreht hatte. Maischberger erklärt das mit ihrer prickelnden Neugier: »Das war ehrlich gesagt ein Thema, wo ich das Gefühl hatte, auch nach zehn bis zwölf Sendungen, da hatte ich immer noch Fragen.«

Böhmermann fragt sie daraufhin, ob sie glaubt, auf Stimmungen zu reagieren – »oder kann es eventuell sein, dass Grenzen überschritten werden und Sie Agendas setzen und Themen zu größeren Themen machen, als sie eigentlich sind?« Was darauf folgt, ist intellektuell derart verheerend, dass ich es im Wortlaut zitieren muss, auch um es der Nachwelt zu überliefern (neben Maischberger und Böhmermann nahmen weitere Gäste an der Runde teil).

Maischberger: Wir sind eine Sendung, die das Thema diskutiert, das in der Woche – vermuten wir – die meisten Menschen bewegt.
Böhmermann: Brexit. Diese Woche Brexit.
Maischberger: Ganz genau.
Böhmermann: Wieso hatten Sie da Beatrix von Storch sitzen?
Maischberger: Weil Sie keinen beinharten EU-Gegner finden, der tatsächlich dahin geht und sagt: »Wir brauchen den Euro nicht! Ich möchte, dass Deutschland aus der EU austritt!«

Böhmermann: Wieso haben Sie da keinen Engländer hingesetzt?

Maischberger: Das ist eine Talkshow, in der man miteinander redet. Es ist ganz schwierig, das mit *voice-over* zu machen. [...] Man hat dann einen Übersetzer. Ich habe mal den Herrn griechischen Finanzminister in meiner Sendung gehabt. Das war wahnsinnig kompliziert, weil man muss immer ...

Böhmermann: Und Frau Storch geht schnell ans Telefon ...

Maischberger: Frau Storch ist einfach eine EU-Gegnerin, die das in Deutschland so formuliert, dass ein Teil der Menschen diese Partei gewählt hat. Ich mag diese Diskussion deshalb nicht, weil sie so tut, als ob wir, im Fernsehen, die Einzigen wären, die Themen setzen. Die AFD haben nicht die Talkshows groß gemacht. Die AFD war schon da, bevor irgendeine Talkshow sie eingeladen hat. Wir tun so, als würde es kein Internet geben. Als wären die Menschen nicht in sozialen Netzwerken unterwegs. Warum soll ich nicht etwas thematisieren, was so massig vor mir steht wie eine Million Flüchtlinge – wie eine Partei?

Olli Schulz: Vielleicht nicht jedes Wochenende? [...]

Böhmermann: Nein. Aber natürlich geben Sie Menschen, die populistische Politik machen, ein Forum, das diese nutzen, um bekannt zu werden.

Maischberger: Ein Forum gebe ich dann jemandem, wenn wir in unserem Beispiel beide alleine sind. Ich bin jetzt Beatrix von Storch. Sie sind Sandra Maischberger. Ein Forum geben Sie mir dann, wenn ich hier alleine sitze und überhaupt niemand widerspricht. Das ist ein Forum. Dann biete ich eine Plattform und lasse unwidersprochen jemanden etwas sagen. [...] Ich habe eine Verantwortung dafür, dass der Diskurs geführt wird. Dass sich die Leute in ihren Blasen bewegen, das ist ihnen sicherlich klar. Sie kriegen ja gar keine andere Meinung mehr.

Böhmermann: Das ist die Frage.

Maischberger: Und ich finde, dass die Talkshows genau das richtige Gefäß sind, um widersprechende Meinungen aufeinandertreffen zu lassen.

Johannes B. Kerner: Sie sagen jetzt, sie bietet ein Forum, per Definition jetzt ein bisschen abgeändert. Aber sagen wir, sie schafft eine

Öffentlichkeit für Meinungen, die keine Öffentlichkeit verdienen.

Böhmermann: Nein, für Menschen, die diese Öffentlichkeit ausnutzen, weil sie vermeintliche Lösungen anbieten, die keine sind.

Kerner: Okay, verstehe den politischen Ansatz. Gegenfrage: Wäre es dann richtig, Menschen, die aus einer Partei kommen, die von 15 Prozent der Deutschen gewählt wird, einfach per se auszuladen, per se zu sagen, ihr sprecht bei uns nicht. Wer ist die entscheidende Instanz? Du redest bei mir – und du nicht!

Böhmermann: Ich sage, die 15 Prozent sind deshalb zustande gekommen, weil man diesen Politikern ein Forum geboten hat, ein Rückkopplungseffekt also.

Maischberger: Nein, das ist Unsinn. Das ist wirklich Unsinn. [...] Meine erste Sendung war eine Jugendsendung. Ich bin ja ein bisschen länger unterwegs. Wir waren im Bayerischen Rundfunk. Ich bin in einer Tradition aufgewachsen, wo wir uns mit der »Wiking-Jugend« unterhalten haben. Das war die rechtsextreme Jugend damals. Wir haben uns in der Zeit, in der ich jung war, gedacht: Verdammt noch mal, es gibt unterschiedliche Meinungen in dieser Gesellschaft und wir wollen bitte streiten. Und heute? Bevor ich überhaupt eine Sendung besetze, kommen lauter Bedenkenträger und sagen mir, den solltest du nicht einladen und Vorsicht bei dem. Wovor haben wir eigentlich Angst? Ich verstehe es nicht. Im Übrigen glaube ich fest daran, dass Frau von Storch oder Frau Petry [...] irgendwann genauso groß werden, wie sie tatsächlich sind. Nicht durch Verschweigen.

Böhmermann: Sie sagen, als Medienmacher ist die Verantwortung begrenzt, weil Sie abbilden?

Maischberger: Nein, ganz im Gegenteil. Das ist meine Verantwortung. Es ist meine Verantwortung, das zu diskutieren.

Böhmermann: Sie sagen, Sie bilden ab, was ist?

Maischberger: Ich möchte gerne, dass Menschen, die unterschiedlicher Meinung sind, diese verdammt noch mal miteinander austauschen. Anstatt dass sie bei Facebook immer nur in ihrer Timeline lesen, was sie auch denken. Dafür sind wir da. Soll ich denn nur Leute einladen, die einer Meinung sind? »Europa ist das Beste! Die EU muss man nicht reformieren! Der Euro ist alternativlos.« Ich weiß gar nicht, was wir dann reden sollen.

Weil Sandra Maischberger nicht weiß, was sie mit normalen Menschen über die Europäische Union reden soll, lädt sie Extremisten ein. Die reden so, dass sie von Menschen wenigstens verstanden und – als besondere Form der Anerkennung – gewählt werden. Für sie wuchert der Rechtsextremismus im Internet derart groß, dass er durch das Massenmedium Fernsehen nicht größer gemacht werden, geschweige denn durch die vielen Einladungen mit Seriosität geadelt werden könnte. Und letztlich erkennt sie auch keinen Unterschied darin, ob ein Rechtsextremer der »Wiking-Jugend« ins bayrische Jugendradio oder in eine abendliche Talkrunde mit Millionen Zuschauern eingeladen wird.

Dieser Logik nicht unähnlich war auch ihre Entgegnung, als das Zentrum für Politische Schönheit nach Alexander Gaulands Holocaust-Relativierung (»Vogelschiss«) ein achtzehnmonatiges Moratorium von den öffentlich-rechtlichen Sendern einforderte. In einem Beitrag für die *ZEIT* meinte sie, dass sie den Totalitarismus in Hunderten Sendungen schon deswegen nicht groß gemacht haben könnte, weil dieser ein weltweiter Trend sei.

Wirklich skurril ist aber ihre Sicht, Extremisten nur dann eine Bühne zu bieten, wenn sie so mit ihnen redet, wie mit Helmut Schmidt – allein. Damit gibt sie implizit an, als Moderatorin keinen Widerspruch zu üben. Aber dass der Vorwurf, Rechtsextremen eine Bühne zu bieten, schon dadurch entkräftet sei, dass ihnen widersprochen wird, ist eine gewagte These.

Interessant ist dabei der Fatalismus. Die Welt der Dunkeldeutschen zu verschweigen mache sie nur »irgendwann genauso groß«. Da können sie ihre Meinung auch gleich zur besten Sendezeit präsentieren. Lieber früher als später, könnte man sagen. Und das ist auch wirklich ihr zentrales Anliegen. In der Talkshow »bekommen« Extremisten eine andere Meinung ab. Sie glaubt, Menschen aus den Echobunkern der sozialen Netzwerke herauszuholen und in einen Schlagabtausch der Meinungen zu verwickeln.

Wie sehr sie darin ihre eigene Rolle sieht, macht ein zweites Interview deutlich, das der Journalist Tilo Jung für *Jung & Naiv* auf YouTube mit ihr veröffentlichte. Als sie gefragt wird, was sie mit ihrer Sendung eigentlich erreichen wolle, sagt sie:

Maischberger: Der Grundgedanke einer jeden Sendung ist natürlich: Wir tragen zur Meinungsbildung bei. So schlicht und einfach ist das. Wir betreiben Aufklärung, auch das ist so schlicht und einfach. […]

Jung: Fällt deine Talkshow unter Journalismus oder Unterhaltung?

Maischberger: Das ist in Deutschland ein blöder Diskurs, weil Unterhaltung, denkst du in Deutschland immer, […] ist etwas völlig Sinnentleertes. Was mir sehr viel mehr entgegenkommt, ist die angelsächsische Haltung: »Langweile nicht dein Publikum und tue das bitte auch nicht, wenn du über Politik redest.« […]

Jung: Aber ihr lauft eher Themen hinterher, als welche zu setzen?

Maischberger: Ich glaube, dass eine Talkshow ein verkehrtes Medium ist, um ein Thema zu setzen. In der Regel wollen Menschen einen Meinungsaustausch hören, wenn sie einmal damit angefangen haben, sich mit einem Thema zu beschäftigen. Ein Thema zu setzen funktioniert besser mit einem Film. Ein Dokumentar- oder Spielfilm. Weil du da die Emotionen […] ausbreiten kannst. Eine Talkshow ist ein Austausch von Meinungen in erster Linie. […]

Jung: Wer sucht eure Sendetitel aus? Ich finde die immer sehr aufmerksamkeitsheischend.

Maischberger: Ist das jetzt nett oder nicht nett? Ist das gut oder schlecht?

Jung: Zu – zu gekürzt.

Maischberger: Zugespitzt? Wofür hat man einen Sendetitel? Ich weiß, ihr seid die Generation, die keine Fernsehzeitungen hat. Aber ursprünglich waren die Titel dafür gedacht – in den Programmankündigungen hatte man ungefähr zweieinhalb Zeilen.

Jung: Heute geht es um Banken.

Maischberger: Ja, aber das ist ja langweilig. Würdest du eine Sendung gucken zu Banken oder würdest du lieber eine Sendung sehen, wo draufsteht: »Chef der Deutschen Bank im Kreuzverhör!« Ich wüsste, was ich gucken würde. Titel sind der Versuch, ein Thema zuzuspitzen. Mit einer Frage zu versehen.

Als Debattenmacherin meint Maischberger also, Aufklärung zu betreiben. Das ist eigentlich die traurigste Erkenntnis. Denn Abbildungsjournalismus war nie eine gute Idee. In der amerikanischen Medienkritik nennt sich dieses Phänomen *bothsidesism* – Beiderseitismus. Dabei geht es darum, möglichst polarisierte, diametral entgegengesetzte Positionen zu präsentieren. Beide Seiten sollen in einen Diskurs kommen. Je extremer die Gegenposition, desto mehr verlagert sich aber der Schwerpunkt einer Debatte. Je extremer eine Position ist, desto unausgewogener wird die Diskussion. Weshalb? Weil es keine sinnvolle Mitte zwischen einer menschenfeindlichen Position und einer nicht menschenfeindlichen Meinung gibt.

Zwischen »Alle absaufen!« und »Menschen retten!« gibt es keine ausgewogene Mitte. Das Erste ist der Untergang der Humanität, das Zweite ihre Rettung. Wer seine Zuschauer mit »Tod der EU!« konfrontiert und ihre Reform als Gegenpol des Meinungsspektrums präsentiert, verschiebt das Gleichgewicht der Debatte in eine Richtung, in der sie nur noch umfallen kann. Der Tod der EU oder alle Menschen ertrinken zu lassen, das sind überhaupt keine Positionen im zulässigen Meinungsspektrum. Aber wir können sie als solche präsentieren. Es sind rechtsextreme Gedanken. Sie der Reform der EU oder der Rettung von Menschen gegenüberzustellen impliziert ihre Gleichwertigkeit mit demokratischen Ansichten.

Der Rechtsextremismus ist keine demokratisch zulässige Minderheitsmeinung. Der Rechtsextremismus setzt sich selbst außerhalb des demokratischen Diskurses. Er ist demokratietheoretisch wie -praktisch aufgrund seiner Staatsfeindlichkeit gar nicht zulässig. Die demokratischen Positionen bilden deshalb auch keine Referenzgröße für rechtsextremes Gedankengut. Und umgekehrt ist der Fascismus noch weniger die Größe, an der demokratische Positionen sich irgendwie messen lassen müssten.

Maischberger will nicht nur diese falschen Gegensätze als zwei Seiten einer Medaille verstehen – sie verwehrt sich auch ausdrücklich gegen das Abbilden –, sondern sie will austauschen. Ihre Runde sei sozusagen Austauschjournalismus. Die möglichst extrem polarisierten Meinungen stehen sich nicht nur gegenüber. Sie werden aus Sicht der Moderatorin noch dazu gezwungen, zeremoniell ihre Meinungen wie Schwerter zu tauschen. Eine solche Regieanweisung erniedrigt Demokraten und adelt Braunbürger.

Die Starmoderatoren machen etwas ganz anderes deutlich: den Grad an verantwortungslosem geistigem Extremismus. Sandra Maischberger und Frank Plasberg sind keine Deklassierten. Deklassierte wollen auf die Stange zurück, von der sie runtergefallen sind. Aber in den Talks sind die einzigen Deklassierten die Gäste, die Abendgagen von 500 Euro erhalten. Was kosten diese Sendungen im Einkauf? Bei der Produktionsgesellschaft von *Maischberger* gibt man sich zugeknöpft: »Wir geben grundsätzlich keine Zahlen zu Produktionskosten raus.« Anruf beim betreuenden Sender: »Das dürfen wir leider nicht rausgeben. Müssen wir auch nicht! Es gibt fünf Jahre alte Zahlen. Die Kosten stimmen aber nicht mehr ganz überein.« Das dürfte leicht untertrieben sein.

Vor fünf Jahren wurde eine Ausgabe von *Maischberger* laut Bericht der Kommission zur Ermittlung des Finanzbedarfs der Rundfunkanstalten (KEF) mit 105 000 Euro veranschlagt. Frank Plasbergs *hart aber fair* wurde damals mit 210 000 Euro abgerechnet – pro Sendung! Für diese Summen könnten Schlösser als Studiokulisse angemietet werden (was Günther Jauch mit der Anmietung des Gasometers in Berlin-Schöneberg auch getan hat). Es könnten Heerscharen erstklassiger Redakteure angestellt werden (die Zusammenstellung der Gäste und Themen zeugt vom Gegenteil).

Talkshows sind in den Produktionskosten billig. Aber die Moderatoren sind oftmals Multimillionäre. Denn sie produzieren die Sendungen in Eigenregie selbst und streichen neben dem öffentlich einsehbaren Moderationshonorar sämtliche Überschüsse aus den Produktionsfirmen ein. Da die Moderatoren selbst die Eigentümer der Talkshow-Produktionsfirmen sind, können sie praktischerweise die Unternehmensgewinne an sich selbst ausschütten.

Die Mitte der Gesellschaft ist eigentlich über jeden Zweifel erhaben. In der politischen Theorie bildet die Mittelschicht stets den demokratischen »Säulenheiligen«. Inwieweit kann der Fascismus deshalb aus der Mitte einer Gesellschaft kommen? Inwiefern neigt die Mitte der Gesellschaft dazu, den Aufstieg des Rechtsextremismus zu unterstützen oder zu begünstigen?

Das bürgerliche Lager tritt in den Theorien immer als tragende Säule des Grundgesetzes in Erscheinung. Aber dass nicht nur die äußersten linken und rechten Ränder politisch zur Diktatur neigen (links Stalin, rechts Hitler), der Verdacht ist schon länger im Raum. Seymour Lipset analysierte für die 1930er-Jahre, wer die NSDAP wählte. Lipset fand heraus, dass 60 Prozent der Wähler, die für die NSDAP stimmten, der Mittelschicht angehörten. Nur zwei von fünf Wählern entstammten der Arbeiterklasse. Der Wahlerfolg der NSDAP verdankte sich in großer Mehrheit der gesellschaftlichen Mitte. Den Zeitgenossen war das durchaus bewusst. Der Soziologe Svend Riemer bezeichnet es 1932 als Banalität, dass der Mittelstand »der eigentliche Träger des Nationalsozialismus« sei.

Dass auch für den Erfolg der AFD die gesellschaftlich Abgehängten nicht so ganz verantwortlich sein könnten, ist heute ein etwas gewöhnungsbedürftiger Gedanke. Wenn wir an die Kernklientel der AFD denken, sehen wir verarmte Menschen im Getto von Marzahn-Hellersdorf, statt derer, die die Partei gegründet haben oder die, die sie bis heute zumeist aus dem Untergrund finanzieren: Professoren, Unternehmer, Mittelständler und Millionäre.

Johannes Hillje machte sich die Mühe, an 5000 Türen in Marzahn-Hellersdorf, Eisenhüttenstadt und Duisburg-Neumühl zu klingeln. Er wollte mit den vermeintlichen Wählern der AFD reden statt über sie. Das Resultat war erschreckend. Die Menschen fühlten sich tatsächlich verlassen. Aber nicht wegen des Bevölkerungsaustauschs, sondern weil der Bus nicht mehr ins Viertel fährt, der Briefkasten abgehängt wurde oder die Einkaufsläden schlossen. Rassistischer Extremismus? Auch das, so Hillje, ein großes Thema. Aber in welcher Form, das verdient Beachtung: »Die Menschen konnten aber kaum eigene Erfahrungen mit Ausländerkriminalität schildern, sondern haben sich auf Erzählungen oder Medienberichte berufen.«

Dass die Mitte einer Gesellschaft stets der Demokratie zuneigt, ist eine *Fata Morgana*. Die Angriffe kommen nicht nur von rechts. Sie kommen aus der Mitte einer Gesellschaft. Sandra Maischberger, Frank Plasberg und Xavier Naidoo sind die besten Beispiele für den »Extremismus der Mitte«. Es gibt nicht zwei, sondern drei extremistische Kernbewegungen: die der Linken, die der Rechten und die der Mitte.

Ein Fascismus aus der Mittelschicht? Statt an den Rändern der Gesellschaft nach Extremismus zu suchen, sollen wir jetzt in ihrer Mitte nach Fascismus suchen? So fremd uns der Gedanke erscheinen mag, so gut ist er historisch belegt. Demokratien werden durch die extremistische Mittelklasse genauso unter Druck gesetzt wie von rechten Gewaltbeschwörern.

Natürlich machen die Deklassierten einen beträchtlichen Teil der Wählerschaften extremistischer Parteien aus. Aber sie bilden offenbar nicht ihr Fundament, noch kommen dadurch Mehrheiten zustande. Es gibt einen *Extremismus der Mitte,* der die deutsche Demokratie seit ein paar Jahren hartnäckig destabilisiert.

Der Gedanke, dass die gesellschaftliche Mitte demokratiefeindlich agitiert, ist die reinste Zumutung. Aber er wird von unserer Gegenwart nicht gerade entkräftet. Unsere Wirklichkeit verhält sich unerfreulich theoriekonform. Die Talkshows verbreiten seit Jahren einen antiliberalen Extremismus: »Mehr Strafen!«, »Mehr Polizei!«, »Mehr Abschiebungen!« Das ist nicht nur erschreckend, sondern nicht selten auch verfassungsfeindlich. Der politische Diskurs wird auf rassistischer Grundlage geführt. Es ist ein frei flottierender Rassismus, der sich von denen, die wir als deren traditionelle Träger ansehen, emanzipiert hat. Er ist nicht mehr bei der Bürgerwehr oder der AFD zu Hause. Er geht von der Mitte der Gesellschaft aus.

Wer sagt es ihnen?

Eine sonderbare Spezies, vor nicht allzu langer Zeit omnipräsent in den öffentlichen Debatten, kommt heute kaum noch vor: Intellektuelle. Personen, die das Gespräch mit Scharfsinn bereichern könnten, finden sich kaum noch im öffentlichen Diskurs. Ausgewogen wäre ein Verhältnis, in dem ein Politiker bei *Anne Will* vier öffentlichen Intellektuellen gegenübersäße. Dann wäre jedenfalls etwas los. Oder ein Politiker mit vier Historikern, deren Fachgebiet der Fascismus ist.

Intellektuelle können mit kleinsten Erkenntnisschnipseln die öffentliche Phantasie dirigieren. Sie geben einer grundsätzlichen Unklarheit neue Richtung. Sie können die Nöte und Ängste eines Landes mit einem Satz zerstäuben. Sie sind die wahren Magier des kollektiven Gedächtnisses. Konterrevolutionäre gegen alle Zwänge der Zeit.

Auch die Intellektuellen setzen bei den Begriffen an. Wenn sich Politiker nach dem zweiten Mauerfall im »Zusammenbruch jeglicher Ordnung« (Sigmar Gabriel) wähnen, hält Harald Welzer dagegen: »Ist 2015 tatsächlich ›jegliche Ordnung‹ zusammengebrochen? Oder wurde nicht eher das gesellschaftliche Stressereignis [...] unerwartbar erfolgreich bewältigt? Und ist dieser Erfolg nicht auch dem herausragenden Engagement der deutschen Zivilgesellschaft zu verdanken?« Georg Diez schlägt statt »Flüchtlingskrise« die Worte »Staatsgelingen« und »Bürgertriumph« vor. Die *New York Times* spricht vom »Can-do Germany«.

Worte wie »Tisch« oder »Stuhl« haben eine feststehende lexikalische Bedeutung. Begriffe wie »Freiheit« müssen interpretiert werden. Die Bedeutung eines Wortes ergibt sich aus der Analyse seiner Folge-, Gegen-, Neben-, Unter- und Oberbegriffe. Worte bilden die Wirklichkeit nicht ab, sie formen und *inszenieren* sie. Sie bestimmen das Bewusstsein. Mit Sprache lässt sich das Bewusstsein von innen manipulieren. Alle Dinge könnten immer anders gesagt werden. Worte orientieren unsere Gefühle. Alles im Politischen ist eine Frage der Bezeichnung. Erfahrungen müssen unter Begriffe gebracht und damit gedeutet werden. Dabei sind Worte keine trockene Mathematik. Sie malen, funkeln, verglänzen oder zerstören.

Worte haben einen Gipfel. Unsere Wirklichkeit provoziert nie nur eine einzige Benennung. Intellektuelle erklimmen, was mit den Worten bezeichnet wird. Sie sind die Bergsteiger der Phantasie. Sie klettern auf den Gipfel der Worte und schauen von da, welche Zustände diese Worte schaffen. Wir alle benutzen Worte. Aber nur wenige steigen auf den Gipfel. Intellektuelle sind die Bergsteiger der Begriffsgefühle. Auf dem Gipfel sitzend, entwickeln sie Gegenstrategien.

Die Silvesternacht in Köln wird mit der »Flüchtlingskrise« in Zusammenhang gebracht. Georg Diez fragt dagegen, weshalb die Übergriffe nicht als großes »Polizeiversagen« – die Polizei war ja präsent – ins öffentliche Bewusstsein rückten. Warum sollte es einen Vorgeschmack auf »die Integration« liefern und nicht einen »Vorgeschmack auf die Probleme einer Polizei«, die unterfinanziert ist?

Was implizieren Adjektive wie »antirassistisch« oder »antifascistisch«? Sie implizieren, dass Rassismus der herrschende Diskurs ist (in den Worten antisemitisch, antiaufklärerisch, antidemokratisch sind die Proportionen gewahrt). Adjektive wie »antirassistisch« kehren die herrschenden Verhältnisse um. Intellektuelle bemerken das. Oder warum sagen wir »Wohlwollen«? Wollen kann man vieles. Aber wie sieht es mit Wohltaten aus? Die alten Griechen sagten »Wohltun«.

Intellektuelle sind in der Lage, eine Nation zu zwingen, das zu denken, was sie in der Welt sehen. Sie entwickeln Strategien gegen die Ohnmacht. Es gibt sie heute nach wie vor, die sprachmächtigen Begriffsskulpteure. Sie sinnen über die Wirklichkeit und meißeln Vorstellungen. In Büchern, Zeitungsartikeln oder Reden platzieren sie, mitunter versteckt, Worte, die die Gesellschaft braucht, um die Betondecke der Wirklichkeit auszuhebeln.

Jean Ziegler schreibt über den Auftrag der Intellektuellen: »den Feind erkennen, den Feind bekämpfen. Wer dem Volk Legenden erzählt, falsche Analysen macht, ist so verbrecherisch wie ein Kartograf, der für Seefahrer falsche Karten herstellt.« Ein Schiff, das nach den falschen Karten fährt, kommt nicht an. Intellektuelle malen die Karten auf, mit denen sich eine Gesellschaft auch von der eigenen Härte befreien kann.

Was ist der Geist? Konrad Heiden beschreibt das so: »Geist ist jenes Reich des Gedankens […], wo es die Maßstäbe Richtig und Falsch gibt, wo der Denkende geprüft wird und, mag er sonst als Handelnder ohne Skrupel unrecht tun, als Irrender unrecht bekommt.« – Die Extremistin, die sich ihr *»fake Volk«* zusammenreimt, käme unter Intellektuellen nicht weit. Diese würden ihr sagen: »Wir haben ganz schlechte Nachrichten für Sie! Es gibt keine Rassen. Sie haben das schon vergessen. Aber es gibt auch nicht das Volk, so wie Sie es gerne hätten. Das Einzige, was es gibt, ist die Vielfalt der Gesellschaft.« Wollen wir ein Land sein, das die Rechte von Menschen aus ihrer Herkunft ableitet oder aus ihrer Präsenz? Soll das Deutschsein vielleicht noch als erweiterter Paragraph zum deutschen Erbrecht geführt werden? Intellektuelle sorgen mit Charme und Schwert für etwas Humanität im Diskurs. Sie reichen den Einwanderungsgegnern auf der Bühne, nachdem die sich öffentlich wieder einmal übergeben haben, ein Taschentuch und haken nach: »War's das? Warum fragen Sie die Menschen, die in die Schlauchboote steigen, nicht entschiedener: ›Wollt ihr Racker denn ewig leben?‹ Das Meer ist eine raue Natur.«

Intellektuelle durchwühlen den Werkzeugkasten des Denkens und damit alles, was in Debatten benutzt wird. Sie beeinflussen mit wachem Geist unsere Geschichte. Sie überbringen auch unbequeme Wahrheiten. Wenn der Terrorist einen Lastwagen in den Weihnachtsmarkt steuert und die Menschen sich auf Knopfdruck mit Anteilnahme uniformieren (»Pray for Berlin«, der Eiffelturm und das Brandenburger Tor in Deutschlandfarben), riskiert eine Intellektuelle wie Elke Schmitter die Gegenrede. Sie klagt an, wie morbide dieses Mitleidspenden in seiner Vorhersehbarkeit und Gefühllosigkeit ist: »Ostentative Betroffenheit ist das Gegenteil von Politik.« Wegen des Mitleidexzesses, der in keinem Verhältnis zur *Lebensunwirklichkeit* terroristischer Gefahren stehe, hält sie Betroffenheit für etwas Privates. Für die Politik gelte Gelassenheit als Bürgerpflicht. *Stiff upper lip!*

Wer soll diese Gesellschaft aufklären, wenn nicht die Schriftsteller, Denker, Dichter, Historiker, Wissenschaftler und Künstler? Es schlägt langsam die Stunde der Zeitbetrachter, der Zeitbearbeiter, der Zeitentwickler. Wenn ein Politiker wie Jens Spahn die »Wehrpflicht« wiedereinführen will (der Konservatismus will in letzter Zeit nur immer alles Mögliche wiedereinführen), drücken die Talk-Moderatoren die Klaviertaste »Wehrpflicht« herunter, und die Politiker erklären reihum, was sie von dem Vorschlag halten. Manchmal stundenlang. Da sitzt niemand, der die Debatte einfach abwürgt und über wichtigere Themen zu sprechen beginnt. Alle machen mit. Fragte die Moderatorin Maybrit Illner heute Heinrich Böll zur Wehrpflicht, Böll würde lauthals lachen: »Die Wehrpflicht. Hahaha. Die Wehrpflicht. 2019! Welch antikes Thema. Nein. Kommen wir doch bitte mal zum Mittelmeer.«

Die Debatten in Deutschland sollten geistigen Leuten gehören. Bis es so weit ist, gilt Mely Kiyaks Losung: »Drei Talkshows im Ersten ersetzen kein Buch.« Es muss aber nicht so bleiben. Wir könnten das ändern. Die besten Talkshows des letzten Jahrhunderts waren geistreich. Sie waren mit Intellektuellen besetzt.

Was treibt die kulturelle Phantasie des Landes?

Sind die Intellektuellen verschwunden? Wie wäre es mit einer *Maischberger*-Sendung: »Intellektuelle in der Öffentlichkeit: abwesend, verschwunden, ausgestorben? Verderben sie unser Land?« Meiner Auffassung nach sind sie in derselben Truppenstärke vorhanden wie 1965 und 1989. Wir hören und sehen sie aber nicht. Einer breiten Öffentlichkeit können sie nichts erzählen, weil gerade Talkshow-Redaktionen sie schlicht ausschließen.

Sie sind aber da. Sie arbeiten vielleicht stärker von Guerilla-Positionen aus als früher. Weil die »Planstellen« (den Begriff habe ich vom Fernsehmacher Friedrich Küppersbusch) nach dem Tod von Böll und Bachmann verwaist sind. Aber allein, was eine Intendantin wie Shermin Langhoff am Berliner Gorki-Theater in den letzten Jahren an intellektueller Kraft versammelt hat, zeigt, dass hier nichts und niemand verschwunden ist. Ich mag nicht an eine böswillige Verdrängung von Intellektuellen glauben. Ich halte es für möglich, dass dieser Missstand durch so etwas Altmodisches wie ein Buch angeklagt, augenfällig gemacht und verändert werden kann.

Das Land der Dichter und Denker macht es seiner Bevölkerung zwar nicht leicht, die intellektuellen Sprengkräfte zu finden. Aber jede Absage an die Intellektuellen ist auch eine Absage an den Anspruch, mit der Komplexität der Welt fertigzuwerden. Die Klage, die Welt werde immer komplexer, passt seltsam gut zur diskursiven Abwesenheit derjenigen, die in der Lage sind, komplexe Probleme zu erörtern und allgemein verständlich zu formulieren.

Die Intellektuellen sind nicht verschwunden. Ihre Reichweite ist geschrumpft. Intellektuelle wurden gesellschaftlich schon mehr anerkannt. Wer kann sich an die letzte Intellektuelle auf dem Titel des *SPIEGEL* erinnern? Ingeborg Bachmann, Max Frisch und Heinrich Böll waren dort einst zu sehen. Aber in diesem Jahrtausend? *DER SPIEGEL* hat so gut wie jedes Körperteil schon als großen Schmerzfaktor ins Bild gerückt, aber nicht eine Denkerin. Warum? Wo sind die Bühnen?

Das Engagement von Heinrich Böll führte zur Gründung von NGOs und Parteien. Rupert Neudeck konnte dank der geballten Macht der Öffentlichkeit des Fernsehens Millionen D-Mark zur Rettung Schiffbrüchiger in Asien sammeln. Ich frage mich oft, was geschehen wäre, wenn in den 1970er-Jahren Hunderttausende auf Schlauchbooten über das Mittelmeer gefahren und dabei ertrunken wären. Menschen, die helfen wollten, fanden damals breite Unterstützung in der Öffentlichkeit und schufen den politischen Willen zum Handeln.

Das Korrektiv der vierten Gewalt sind nicht die Medien. Das Korrektiv sind Intellektuelle. Die fünfte Gewalt ist nicht ohne die vierte – und manchmal auch *vice versa!* Talkrunden brauchen Denkerinnen, die sich zur Moderatorin lehnen und sagen: »Falls Sie es vergessen haben, wir reden immer noch über Menschen. Wir haben nach dem Völkerrecht die Pflicht zu schützen.« Das Scheitern des intellektuellen Sprechens ist traurig. Aber es muss nicht sein. Es gibt Menschen, die Übung darin besitzen, live vor Kameras zu denken.

Das Zentrum für Politische Schönheit entstand aus der Einsicht, dass sich mit der Literatur nicht mehr in demselben Maße für den Humanismus kämpfen lässt wie früher. Der gesellschaftliche Status von Sprache und Literatur ist angeschlagen. Ich halte aber die Mittel der Literatur, der Poesie und der Fiktion für *die* Wunderwaffen. Sie machen den Unterschied im Kampf um die Menschenrechte – nicht Online-Petitionen, Mahnwachen und Pressemitteilungen!

Viele missverstehen unsere Aktionen als Aktivismus. Sie sind reine Literatur. Wir reißen Mauern zwischen Fiktion und Wirklichkeit ein. Und im Unterschied zum Journalismus dürfen wir das. Auch NGOs müssen träumen. Sie müssen nicht versuchen, so ernst zu sein wie der Journalismus und Statistiken und Pressemitteilungen als Waffengattung behandeln, wenn diese offensichtlich keinerlei Einfluss auf die Öffentlichkeit haben. Ohne Phantasie werden wir den Kampf verlieren. Früher war es die Macht des Wortes. Heute ist es die Macht der Aktion, die der moralische Widerstand unserer Tage ist. Was einst der Literatur gelang, setzen die Aktionen fort. Aber in beiden Fällen ist ihr Nukleus die Macht der Phantasie.

Wir treten mit der Gesellschaft in Kommunikation. Wir zeigen ihr Träume und Albträume. Wir reißen ihr die Masken der Humanität herunter, wenn die Wirklichkeit aus Menschenfeindlichkeit besteht. Die Journalistin Hannah Lühmann erkannte früher als andere Beobachter, dass diese Art der Aktion das moralische Vakuum füllt, das die Abwesenheit der Intellektuellen hinterlassen hat: »Gleichzeitig füllen sie [die Rede ist von Aktionen] – und das tun sie tatsächlich, es abzustreiten würde das Phänomen kleiner machen, als es ist – eine Rolle aus, die jahrzehntelang von öffentlichen Intellektuellen besetzt wurde.« Der Unterschied besteht in der Diskursfragmentierung, so Lühmann: »Früher waren intellektuelle Durchdringung, Debattenführung und Publikumswirksamkeit nicht getrennt, heute sind sie es häufig.«

Was sind wir? Das Zentrum für Politische Schönheit verbindet Moral und Fiktion zur Durchsetzung der Menschenrechte. Wir wollen die Menschenrechte mit Fiktion durchsetzen. Die Anklagen mit Artikeln, Statistiken und Mahnwachen funktionieren nicht mehr. Die Aufklärung war eine Bewegung, die von Schriftstellern, Humanisten, Philosophen und Künstlern getragen wurde. Wir sind der mit Fiktionen bewaffnete Arm der Aufklärung. Das Zentrum für Politische Schönheit ist kein »Kollektiv«, sondern eine Verschwörung, geboren aus der Einsicht, dass es so wie in Bosnien, Ruanda, Tschetschenien, Darfur oder Kongo nicht weitergehen kann. Wir haben die Menschen an Bord, die alles für möglich halten.

Den freiheitsfeindlichen, staatsablehnenden, gesellschaftsablehnenden, rassistischen, demokratiefeindlichen und verfassungsfeindlichen Worten, die im Duktus von Handlungsaufforderungen vorgetragen werden, folgen Taten. Es gibt Menschen, die auf solche Stichworte warten. Alle Täter brauchen ein Fundament für ihren Hass.

Die einfachste Regel wäre: Der Hass darf, wie attraktiv er auch daherkommt, keine Stimme *des* Diskurses sein. Er kann eingeblendet, demontiert und verhandelt werden. Aber wenn ein Menschenfeind die eigene Menschenfeindlichkeit in der Gesellschaftsdebatte vertritt, geht schon alles schief. Die Meute hungert nach Meinung. Ein Mob, der sich mit Meinung selbst versiegelt (»Lügenpresse«, »Volksverräter«, »Wir sind das Volk!«), schlägt los.

Nachts kam mir das Bild eines brennenden 18-jährigen Mädchens als Bronzestatue. Der Mund und die Augen weit aufgerissen. Gülüstan Öztürk, einen Monat nach mir geboren, von Neonazis in Solingen verbrannt. Auf dem Foto schaut sie neugierig. Gülüstan in Bronze, im Moment ihres Todes. Die Flammen reißen sie aus dem Bett – sie steht mitten im Zimmer, um sie herum der Tod. Sie hatte keine Chance. Menschen verschwinden, wenn andere es wollen. Wir sterben, wenn wir brennen. Wo Gülüstans Haus stand, klafft heute eine Lücke. Das ist nicht das Schlechteste, weil diese Lücke einen Sog entfalten kann.

Aber wie in Solingen damals mit Erinnerung umgegangen wurde, erzählt etwas. Der Bürgermeister versprach der Familie, mitten in der Stadt ein Mahnmal zu bauen. Um den sozialen Frieden nicht zu gefährden, wurde es dann aber weit außerhalb auf dem Gelände einer Berufsschule errichtet. Der Bundeskanzler blieb den Trauerfeiern fern.

In meinem Traum versperrt Gülüstan Öztürk als Statue vor ihrem Zuhause, in der *Unteren Wernerstraße Nr. 81*, den Fußgängerweg. Hier gibt es kein Durchkommen mehr, vor der 81, die ja auch ihr Geburtsjahr war. Darunter möchte ich gerne eine Plakette anbringen mit der folgenden Inschrift: »Angst vor Flüchtlingen:

ablehnen, ausgrenzen, abschieben?« Darunter den Namen der engagierten Urheberin, die der Gesellschaft diesen Satz stiftete. Sie ahnen es schon, es ist Sandra Maischberger.

Achtung scheint sie nur für Vorbilder wie Helmut Schmidt zu pflegen, die ihr in der Medienwelt nützlich sind. Ansonsten gilt anscheinend die vulgäre Gier nach Apartheid. Die Politik der klaren Kante, also: Handkante. Klar und brutal. Das Erniedrigen und Gängeln von Menschen ist wie eine Droge. »Abschieben macht süchtig«, gestand bereits Schlingensief. Die antiliberale Forderung nach menschlicher Härte ist nicht nur der Traum der NS-Hooligans, die in Chemnitz mit einem Handschlag Polizisten brutal zu Boden werfen. Die Sehnsucht nach der harten Hand war immer schon die Urquelle des Extremismus der Mitte.

Aber in der Wirklichkeit stoßen echte Polizisten auf echte Menschen, gilt auch hier der *Maischberger*-Titel »ablehnen, ausgrenzen, abschieben«? Ein roher Tritt in den Magen des Humanismus. Zwei der vier Täter, die Gülüstan Öztürk in einer Nacht in Solingen angezündet haben, kamen übrigens aus der Mittelschicht; einer war der Sohn eines angesehenen Arztes.

Das Furchterregende sind die *Gewöhnungseffekte*. Die Normalisierung beginnt nicht mit der Tat, sondern mit den Rufen nach Autorität. Die wichtigste Aufgabe besteht darin, *sich an gar nichts zu gewöhnen!* Der Widerstand gegen die Akklimatisierung, gegen die Normalisierung ist wichtig. Der Rechtsextremismus ist eine Gefahrenzone. Davor gehören Warnschilder: »Sie verlassen jetzt den demokratischen Sektor.« Wir bräuchten für die vierte Gewalt die gute alte Triggerwarnung gegen Demokratiefeindlichkeit. Es bringt nichts, verbale Hakenkreuzfahnen wie »Lügenpresse« in Anführungszeichen zu setzen. Dadurch wird niemand geschützt. Wenn aber der Satz vorgeschaltet wäre: »Es folgt ein rechtsextremer Kampfbegriff«, wäre ein Stück demokratischer Boden zurückgewonnen.

Eine Leitstelle, die sich mit Triggerwarnungen einschaltet, erscheint nicht gerade demokratisch. Deshalb müssen sich die Medien selbst die nötige Sensibilität beibringen. Aber wir brauchen Triggerwarnungen vor dem Rechtsextremismus. Nicht alle Talkshows senden live. Auch dort wäre Zeit genug, die gesinnungskranken Ideen zu markieren. Die *Tagesschau* sendet Alexander Gaulands Stellungnahme vom »Vogelschiss« ungefiltert. Eine Warnung wie auf jeder Zigarettenpackung, dass Rechtsextremismus tödlich ist, wirkte vor jeder Einspielung von Björn Höcke Wunder und verscheuchte jede Form von Normalität.

Vor wenigen Jahren haben Redaktionen Slogans der NPD nur über ihre Leiche gedruckt. Bei denselben Slogans aus dem Mund von Politikern der AFD oder CSU sehen sie kein Problem mehr. Aber wenn das rechte Weltbild der Heimatzerstörer mitten im Zeitungsartikel steht, als handle es sich um eine akzeptable Position, wird schon verharmlost. Die *Tagesschau* adelt die Rechtsextremen, die sie als ganz gewöhnliche Politiker mit einer Meinung zum Klimawandel *inszeniert*. Der Rechtsextremismus ist *keine* Meinungsäußerung.

Es braucht klare Regeln. Wie wäre es mit einem *3-Strikes*-Gesetz? Drei rassistische, homophobe oder frauenverachtende Verstöße, und jemand kommt im öffentlichen Diskurs nicht länger vor. Die Redaktionen könnten vorausschauend erklären, was sie als eine Position im demokratischen Diskurs akzeptieren und wann jemand die offene Gesellschaft angreift. Sie müssen das auch nicht tolerieren. Sie müssen damit keine Geduld haben.

Was soll denn groß geschehen? Die Demokratiefeinde jammern ständig darüber, dass sie nicht alles sagen dürfen. Was passiert eigentlich, wenn ihnen tatsächlich das Mikrofon abgedreht wird nach einem menschenverachtenden Satz? Es wäre vom Grundgesetz gedeckt. Warum nimmt die Moderatorin einen ausfälligen Politiker nicht beiseite und sagt: »Hey, das geht nicht! Mit dem Rassismus, mit dem du das gerade gesagt hast, verrennst du dich und bist nicht mehr gesellschaftsfähig.« Warum klopft sie ihm für seine Härte noch auf die Schulter?

So entsteht der Eindruck, dass die Politik das ja mal im Wahlkampf probieren könnte, was auch eher scheitert. Die CSU verlor zuletzt zehn (!) absolute Prozentpunkte in ihrem Heimatland. Wir müssen aufhören, so schüchtern mit dem Rassismus zu sein. Wir müssen den Extremismus der Mitte einkreisen und abschneiden. Es kann keinen Dialog geben. Wir müssen die Grenze halten und verteidigen, die Grenze der Demokratie.

Jedes Geschenk, jede Großzügigkeit gegenüber den Deserteuren der Demokratie verstehen die als Ermutigung, weiterzumachen. Jede Form der Toleranz öffnet erst das Tor zu neuen Anschlägen. *Jede* Form der Nachgiebigkeit schadet. Islamfeindlichkeit ist Menschenfeindlichkeit. Judenhass ist Menschenhass. Fremdenfeindlichkeit ist Menschenfeindlichkeit. Michel Friedman beklagt das vielleicht am besten: »Solange ich als Jude ein Mensch für Sie bin und man mich als solchen angreift, sind Sie genauso gemeint, auch wenn Sie kein Jude sind. Wer sich nur einsetzt, weil er Juden helfen will, hat nicht begriffen, was Menschenhass ist. Er hilft mir nicht und sich selbst auch nicht.«

Wir brauchen als Gesellschaft ein lautes krachendes: »Nein!« Wenn wir nicht immer sofort ahnden, unverzüglich einschreiten und etwas tun, das die Welt aus dem Takt bringt, weil Rechtsextremismus mit seiner bloßen Existenz die Welt aus dem Takt bringt, ist es zu spät. Sollen die Rechten sich im Internet unterhalten. Sollen sie in den Timelines unter sich bleiben. Wir dürfen Menschen nicht als Demokraten verkaufen, die die Demokratie abschaffen wollen.

KÄMPFE!

Über die Strategie des Fascismus: Wie man mit inszeniertem Bürgerkrieg an die Macht gelangt – Warum es dringend nötig ist, dass wir uns für die Demokratie zur Wehr setzen, wie weit wir in diesem Kampf gehen müssen, und was die richtigen Mittel sind.

Wenn wir schlaflos in den Betten lagen
und der Phantasie Gefahrspiele zu kosten gaben.

(ANTON KUH)

Der Kampf um die Zukunft

»Lerne, so viel du kannst, aus der Geschichte«, unterrichtete Churchill seinen Sohn, »denn wie sonst könntest du wissen, was in der Zukunft passiert?« Ich möchte einen Teil in historischer Phantasie aufschlagen. Mitunter gelingt es, die Ereignisse der eigenen Zeit im Spiegel einer anderen Zeit zu verstehen. Für dieses Buch habe ich die Ausgaben des Jahres 1932 der *Weltbühne* studiert. Ich wollte wissen: Warum Hitler? Was ahnten die Zeitgenossen? Ich erwartete, gegen Jahresende Warnungen vor Hitler zu lesen. Aber bereits im allerersten Artikel, Januar 1932, schildert Carl von Ossietzky, wie der Chefredakteur einer Zeitung auf Hitlers Befehl entlassen wird. Im Januar 1932 ist Hitler weit davon entfernt, ein Amt zu bekleiden. Er verfügt offiziell über keine Macht im Staat. Wie kann auf seinen Willen hin ein Chefredakteur entlassen werden?

Ich erwartete, einen über das gesamte Jahr anschwellenden Einfluss der Nationalsozialisten zu beobachten. Stattdessen schmettert von Ossietzky den Satz schon auf der fünften Seite ins Gesicht: »Jeder Redakteur […] wird sich danach fragen, ob er es noch in

Zukunft wird wagen dürfen, eine Nachricht zu bringen, die Hitler unangenehm ist«. Da merkte ich, dass ich mein Wissen über die Weimarer Republik vergessen sollte.

Wie ist das möglich? Wie kann Hitler Macht besitzen, ohne gewählt zu sein? Er wird ein Jahr später, im Januar 1933, Reichskanzler. Das Studium der *Weltbühne* zeigte mir zwei Dinge. Der beruhigende Teil zuerst: *Die Weltbühne* wird ihrem Ruhm nicht gerecht. Sie liegt politisch teilweise völlig daneben (Tucholsky bezeichnet den Fascismus an einer Stelle als »Lagerbräu«). Auch qualitativ können sich die Autoren der *Weltbühne* nicht mit den Intellektuellen von heute messen. Was Mely Kiyak, Georg Diez, Harald Welzer, Naika Foroutan, Arno Frank, Samira El Ouassil, Matthias Dell oder Maxim Biller zu Papier bringen, ist um Längen besser als die Texte der *Weltbühne*. Zumindest 1932 ist die Zeitschrift nicht das politische Blatt, als das sie verehrt wird.

Aber es gibt auch einen beunruhigenden Teil. Das Jahr 1932 verrät uns mehr über unsere eigene Zeit, als ich erwartet hätte. *Die Weltbühne*, die Woche für Woche eine selbstzerstörerische Gegenwart rekapituliert, kennt eine erschreckende Kontinuität der Ereignisse. Aus dem Geschichtsunterricht wusste ich über die Weimarer Republik, dass das wesentliche Problem in der Instabilität der Regierungen bestand. Die Regierungen zerfallen in rascher Abfolge. Was *Die Weltbühne* weiß, was sie wöchentlich weiß und über das Jahr als *eine* stringente Erzählung ausbreitet, wirft ein anderes Licht auf die vermeintliche Fragilität Weimars. *Die Weltbühne* nennt Strippenzieher und Verantwortliche – und die sind immer dieselben (allen voran Kurt von Schleicher).

Hitler kommt Monat für Monat seinem Ziel näher: einem Staatsstreich. Auch die harte Rechte hat in unseren Tagen etwas vor. Um Hitler zu verstehen, müssen wir einen scheinbaren Nebenschauplatz genau betrachten, über den zwar viele reden, den aber nur wenige durchdringen: den Bürgerkrieg.

Ich habe mit mir gerungen, die Überlegungen zu Papier zu bringen. Die Gefahr besteht darin, der falschen Seite Gedanken zu stecken, aus denen sie lernt. Nach vielen Beobachtungen bin ich mir aber sicher, den Rechten nichts Neues zu erzählen. Nach dem

Anlegen von Todeslisten, Leibstandarten, Safe-Houses, nach den großgesellschaftlichen Destabilisierungsversuchen von Chemnitz bin ich mir sicher, dass die Bürgerkriegstreiber wissen, was sie tun. Diese Kräfte sind über den Weg an die Macht längst durch eigenes Studium der NS-Aufzeichnungen im Bilde. Jedoch: Was weiß der Rest des Landes davon? Dieses Kapitel ist für alle politischen Beobachter, die die größere Entwicklungsrichtung noch nicht verstehen. Möge er dem Nachfolgenden den Weg versperren. Der Blick in die Vergangenheit könnte ein Blick in die Zukunft sein.

Das »Höcke«-Orakel

Der Fascismus hat seine ganz eigene Geschwindigkeit. Als sich die größte europäische Katastrophe nach dem Zweiten Weltkrieg anbahnte – der Bürgerkrieg in Jugoslawien –, war der Lebensstandard vor dem Krieg höher als in der DDR. Bosnien verlor alles. In Wochen. Aufnahmen der *Tagesschau* von 1993 zeigen Geschäftsmänner in Anzügen, die um ihr Leben rennen. Sie sind gut angezogen, nur dass sie statt auf Arbeit in den Krieg gehen. Die Frauen tragen Lippenstift und legen ihre schönsten Kleider an. Aber es regiert die Gewalt des Militärs. Überall wird geschossen. Die Städte werden bombardiert. Die Gewalt kam über Nacht.

Auch der Aufstieg der Nationalsozialisten vollzieht sich in nur vier Jahren (von 1928 bis 1932). Um die Gesellschaft auf den größten Massenmord in der Geschichte der Menschheit vorzubereiten, brauchen sie dann noch einmal acht Jahre. Das ist nicht gerade viel Zeit. Noch Anfang 1933 denken die Menschen, die Demokratie stabilisiere sich, die Gefahr des Rechtsextremismus sei überstanden. Der Historiker Andreas Wirsching glaubt, dass da etwas völlig Unerwartetes um die Ecke kam: »Die großen Wendungen in der Geschichte sind häufig vollständig unerwartet gekommen. Das ist eine wirkliche Mahnung an unsere Zeit, dass wir auch über das Unerwartete versuchen müssen nachzudenken.«

Wie lange wird die AFD legal bleiben? Als »Partei« quält sie sich sichtlich mit dieser Frage. Es ist ihre Zukunftsfrage als rechtsextreme Organisation: *Wie soll es weitergehen, legal oder illegal?* Der Primgeiger des Fascismus, Björn Höcke, hat sich bereits entschieden: »Ich will Veränderung. Ich will eine grundsätzliche Veränderung. Ich will die AFD als letzte evolutionäre Chance für unser Vaterland erhalten. Ich will, dass wir diesen Halben einen Strich durch die Rechnung machen. Wir wollen das.«

Was bedeutet das? Was bedeutet das, wenn er später in seiner Rede erneut die Partei als »die letzte evolutionäre, sie ist die letzte friedliche Chance für unser Vaterland« bezeichnet? Was kommt, wenn diese friedliche Chance vertan ist? Was kommt nach dem Frieden? Bei Höcke gibt es keine Zufälle. Er fordert eine »Tat-Elite«. Die AFD ist für ihn eine »Bewegungspartei«, die »nicht nur Bewegungspartei sein« kann. Wie Hitler zerfällt Höcke in drei Teile: in einen legalen, in einen wirklichen und – als Geschichtslehrer – in das Rezitieren der Geschichte.

Höcke facht die Bewegung mit seinen Reden aus sicherer Entfernung an. Er will eine Bewegung der Straße schaffen. Ein Bürgerbündnis unter Einbeziehung der Schläger und Schlagstöcke, das die Straße »hält« und die Kanzlerin »in einer Zwangsjacke aus dem Bundeskanzleramt« abführen kann. Seine Version des Vaterlands wird von einer kosmopolitischen Elite ausgepresst. »Seine Rasse« wird durch den Gedanken der Gleichheit aller Menschen korrumpiert. (Bei Höcke handelt es sich genetisch betrachtet, oder wie man es im Kreis der rassistischen *Connaisseure* nennen mag, um einen ausgewanderten Portugiesen.) Er will rhetorisch und formal im Rahmen der Legalität bleiben. Aber er stiftet andere an. Er wiegelt auf. Und verdrückt sich dann, was allerdings unter den kampfbereiten Hooligans in Chemnitz für großen Unmut sorgte, als er sich nach dem »Trauermarsch« davonstahl. Während des Zweiten Weltkriegs kursierte in den neutralen Staaten das Bonmot, die Engländer würden bis zum letzten Franzosen kämpfen. Höcke kämpft bis zum letzten Extremisten in seinen Reihen – nur nicht selbst.

Auf den ersten Blick klingt es absurd. Warum sollte jemand mindestens seit 2017 auf einen Bürgerkrieg hinarbeiten? Aber denken wir an den 16. September 2015 zurück, als Höcke mit einem Marsch auf die Staatskanzlei forderte, blonde Frauen zu beschützen: »Die

Angsträume werden größer in unserem Land. Gerade für blonde Frauen werden sie leider immer größer. Und das im eigenen Land, liebe Freunde!« Damals prusteten eigentlich alle los über so viel Schwachsinn. In den Zeitungsredaktionen hielt man das für »unfreiwillige Satire« (*SPIEGEL ONLINE*). Drei Monate später rotteten sich Hunderte Männer in einer Silvesternacht um den Hauptbahnhof in Köln und belästigten Frauen in Scharen, von der Polizei völlig unbehelligt. Es kam zu ungezählten Übergriffen.

Bis heute umgeben zwei große Rätsel die Silvesternacht von Köln: Wie kommt es zur Mobilisierung von so vielen übergriffigen Männern, die in der Mehrheit eigens für einen Abend nach Köln anreisen? Und: Weshalb geschieht in der Folge nie wieder etwas Vergleichbares? Viele werden das vergessen haben. Aber was die Gemüter damals am meisten erhitzte, war die konkrete Vorstellung, dass diese Silvesternacht nur der Auftakt eines ganzen Tsunamis nächtlicher Unsicherheiten in den deutschen Städten sein könnte. Nie ereignete sich auch nur ein einziges Mal ein zweites Köln. Warum?

Wir können nicht ausschließen, dass die psychologische Kriegführung der Silvesternacht das Äquivalent für das ist, was Großbritannien mit dem Einsatz von Nervengiften wie Nowitschok oder radioaktivem Plutonium (Litwinenko) im Innern erlebte. Beide Ereignisse organisierte die russische Diktatur. Der Einsatz von geächteten chemischen und radioaktiven Waffen in einer westlichen Hauptstadt ist eine klare Botschaft. Das Putin-Regime »liebt« vielleicht jedes Land anders. Russland hat nachweislich mit der Wahl von Präsident Donald Trump zu tun. Es hat nachweislich mit dem Austritt Englands aus der Europäischen Union zu tun (die ersten parlamentarischen Untersuchungsergebnisse sind wahrlich erschütternd, auch wenn sie bislang keinen Weg in die deutsche Berichterstattung gefunden haben). Weshalb sollte die Diktatur den größten Mitgliedsstaat der EU von seiner Destabilisierungsstrategie verschonen?

Für Deutschland sind nur gescheiterte Versuche der Meinungsmanipulation bekannt. Aber wie sähe eigentlich eine *erfolgreiche* Operation der psychologischen Kriegführung aus? Die Silvesternacht von Köln oder auch das Dominanzgebaren der Gesinnungskranken von Chemnitz sind zumindest Paradebeispiele für die sehr erfolgreiche Beeinflussung des Verhaltens einer Bevölkerung.

Die Person Höcke zumindest scheint direkt von der Pythia abzustammen. Zuletzt sammelte ich selbst so meine ganz eigenen Erfahrungen damit. Am 25. November 2017 verkündete Höcke, das Zentrum für Politische Schönheit sei eine »kriminelle Vereinigung«. Vier Tage darauf eröffnet die Staatsanwaltschaft Gera ein Verfahren gegen mich wegen Bildung krimineller Vereinigungen. Tatsächlich im Plural. Auf der entsprechenden Liste finden sich sonst nur die Anhänger des »IS«, der »al Shabaab« und der »al-Nusra-Front«.

Aber warum sollte Höcke einen Bürgerkrieg wollen? Die Idee dahinter ist nicht nur brutal. Sie ist historisch betrachtet aussichtsreich: Wer den Staat stürzen möchte, muss für den Bürgerkrieg rüsten. Die Inszenierung eines Bürgerkriegs ist nämlich viel leichter zu bewerkstelligen, als das »Unrechtsregime« der Angela Merkel direkt zu stürzen. Mit einem Bürgerkrieg fällt die Regierung sozusagen über Bande.

Vordergründig rüsten Bürgerkriegskräfte gegen einen »inneren Feind« (worunter alles fällt, was sich einem potenziell in den Weg stellen könnte). Da werden Todeslisten erstellt und Waffenlager angelegt, um am »Tag X« über Kandidaten zu verfügen, die man abholen, und Waffen, mit denen man sie erschießen kann. Außerdem ist die exemplarische Beseitigung von Menschen offenbar eine sinnvolle Strategie zur Stabilisierung nach einer Machtübernahme. Von den Nazis ist die Forderung belegt, wirklich in jedem Dorf des Landes mindestens einen Feind zu erschießen. Nicht um sie loszuwerden, sondern um die Einwohner vom Gedanken an Aufstand abzuhalten und zum Gehorsam zu erziehen.

Aber es erscheint einigermaßen verrückt, bei der gegenwärtigen Durchsetzungsstärke des Rechtsstaates, Todeslisten und Waffenlager anzulegen. Wer so etwas tut – wie etwa der dunkeldeutsche Bundeswehrsoldat Franco A., der mich auf eine Todesliste setzte –, wird im Hubschrauber zur Generalbundesanwaltschaft nach Karlsruhe ausgeflogen. Franco A., wie auch der Rest des elitären (und gemeinnützigen) »Hannibal«-Netzwerks, das aus den Spitzen der Bundeswehr und Polizei besteht, ist auf freiem Fuß. In den Medien wird die Geschichte, wie er in der Flughafentoilette in Wien eine Waffe versteckt, immer als skurrile Geschichte abgetan. Wer sich daran erinnert, dass der NSU fast alle Morde mit ein und derselben Waffe beging, lacht da nicht.

Bürgerkrieg – ein Gedankenspiel

Für unbedarfte, friedliebende Ohren klingt das, was diese Kreise anstellen und wie sie es in aller Öffentlichkeit organisieren, ungefähr so sinnvoll wie die Mär vom »Bevölkerungsaustausch«. Wir erinnern uns: Am Ende wird diese Strategie nicht an ihrer Plausibilität, sondern an ihrer Wirkung zu messen sein. Schieben wir das Orakel Höcke beiseite und lassen uns stattdessen auf ein Gedankenspiel ein. Angenommen, jemand möchte den Bürgerkrieg. Was tut er? Er baut das auf, was in den Geschichtsbüchern als »Bürgerkriegsapparat« auftaucht. Woraus besteht der? Aus Getreuen. Aus sehr vielen Getreuen. Die müssen nicht nach »Volk« aussehen. Denn Gewalt erzeugt ihre eigene Form von Legitimität. Sie müssen aufmarschieren können (am besten so wie in Chemnitz). Sie müssen bereit sein, ohne Rücksicht auf Verluste loszuschlagen. Sie müssen relativ unsubtil eine brenzlige Stimmung erzeugen können, die kritisch für die Sicherheitslage ist. In Chemnitz bestand das, was man als »Volk« ausgeben wollte, aus Heerscharen von Hooligans, Wüterich-Rentnern und irrlichternden Drogensüchtigen. Entscheidend war nicht das Aussehen. Entscheidend war, dass sie zu allem entschlossen waren. Sie schufen eine Pogromstimmung.

Was brauchen wir noch? Waffen. Der ehemalige AFD-Funktionär André Poggenburg veranstaltet zur Freude der Medien in den tschechischen Wäldern Schießübungen. Nach der Hinrichtung des CDU-Politikers Walter Lübcke geht er weiter schießen und teilt die Bilder in den sozialen Netzwerken. Höcke verfügt sogar über eine Leibstandarte, die ihn bei Auftritten (auch vor dem Pöbel von Chemnitz) beschützt. Überhaupt ist die Gründung von »Security« eine hervorragende Idee. Schon immer hat privatisierte Gewalt das Gewaltmonopol des Staates attackiert. Und jede erfolgreiche

Attacke auf das Gewaltmonopol (Chemnitz) schadet der Legitimität des Staates.

Am erfolgreichsten im Security-Business sind bekanntermaßen Rockergruppen und Clans. Sie drillen nicht nur junge Männer in militärischer Formation zu Gehorsam und gewöhnen sie an Gewalt. Sie ertüchtigen sie auch körperlich zu erhöhter Kampfbereitschaft. Wer als Unternehmen für die Sicherheit von Diskotheken oder gar Festivals verantwortlich ist, streicht als Nebenbeidividende eine Großzahl junger Männer ein, die legal und kostengünstig mit Kampfsport vertraut gemacht und dazu zur absoluten Nibelungentreue (Ehrenkodex) verpflichtet werden. In Chemnitz trat als neuer Faktor die Martial-Arts-Szene in Erscheinung. Hier kann man schon beinahe davon sprechen, dass junge Männer ans Töten mit den bloßen Fäusten gewöhnt werden.

Zudem ist es für Security-Firmen völlig legal, alle Arten von Waffen im »Klubhaus« zu horten: Schlagstöcke, Faustringe, Elektrotaser, Messer, Pistolen. Die eigenen Getreuen üben nicht nur den Gehorsam, die Treue und den Nahkampf, sie machen auch noch den Waffenschein – aus beruflichen Gründen, als Weiterbildungsmaßnahme steuerlich absetzbar.

Das drängendste Problem jedoch ist Geld. Entweder zahlen die Getreuen ihre Kampfausbildung selbst in Form von »Training« oder Fitnessstudio. Oder sie kapern die Wachtürme der Gesellschaft in Form von Türstehern oder Bodyguards. Hier rächt sich die Terrorangst nach dem 11. September 2001. Wir haben Ängste vor al-Qaida-Terroristen geschürt und damit diejenigen finanziert, vor denen wir eigentlich Angst haben müssten. Es ist das gesteigerte Sicherheitsbedürfnis einer Gesellschaft, das der neuen Rechten Jobs und Erfahrung bescherte. Wie viele Nazis standen 2015 für genau das Flüchtlingsheim in Lohn und Brot, das sie nachts attackierten, um tagsüber seine Bewachung notwendig zu machen?

Im Kettenhemd der eigenen Sicherheit *schließt* sich die offene Gesellschaft. Das Bedürfnis nach Sicherheit führt erst zur inneren Militarisierung und Privatisierung der Gewalt. Es ist eine Frage der Zeit, bis auch die privatisierte Gewalt entdeckt, dass sie in Form von Bundestagsmandaten in die Politik drängen kann.

Was braucht es noch für einen Bürgerkrieg? Nicht mehr viel. Eine verunglückte Bundestagswahl vielleicht. Den Irrtum von Neuwahlen, die nicht länger als *Ultima Ratio* erscheinen. Im Vorraum von Hitlers Machtergreifung war die Hoffnung nicht totzukriegen, die Rechten an der Urne zu besiegen. Aber es gab damals noch eine Strategie der Demokraten, die wir heute gerne übersehen: Die Regierenden riefen das Volk nicht nur zur Urne, um abzustimmen. Sie betrachteten die Wahlen als Mittel, Hitler und seine Getreuen an die Demokratie zu *binden*. Die Wahlen als demokratischer Kabelbinder. Auch das ist die Geschichte des Jahres 1932. Das Volk wird gleich viermal für zentrale Abstimmungen zu den Urnen gerufen. In den ersten beiden im März und April wählen die Bürgerinnen und Bürger den Reichspräsidenten.

Aber besser noch: Hitler stellt sich den Wahlen! Die Form der Sensation und der Beruhigung, die damals in der Luft lagen, sind heute nicht mehr nachzuvollziehen. Alle waren glücklich. Der Fascismus bleibt *legal*. Er stellt sich ehrlichen, freien und demokratischen Wahlen. Hitler gegen Hindenburg. Und: Der Fascismus verliert! Die Regierenden rechnen sich damit den Sieg über die Feinde der Republik aus. Sie geben viel auf Umfragen und Wahlergebnisse. Aber der Fascismus wird nicht durch Wahlen besiegt. Er wurde durch sie nicht einmal getreten: Hitler muss eine Schlappe einstecken bei der Wahl zum Reichspräsidenten. Die demokratischen Kräfte können ihr Glück kaum fassen. Nicht erst, als das Ergebnis über Hitlers Niederlage verkündet wird, sondern schon bei der kapitalen Dummheit des Führers, sich überhaupt *als Kandidat* auf demokratische Wahlen *einzulassen*. Das Resultat geriet ihm doch zum Desaster. Oder etwa nicht?

Mehr noch als aus dem Ergebnis der Präsidentenwahl lernen wir aus der Angst, die diese Wahl umgibt. In der Hauptstadt ging die Angst sehr direkt um. Drei Tage vor der Wahl macht ein Gerücht die Runde. Ossietzky überliefert es in der *Weltbühne*: »Hitler ziehe seine SA zusammen, um im Falle des Sieges sofort mit dem Mittel des Staatsstreichs aufs Ganze zu gehen.« Es wird also befürchtet, dass die Nationalsozialisten nach der Wahl zum Sturz der Demokratie übergehen. So passiert es auch. Allerdings erst 1933. Um hinter die

Logik des Rechtsextremismus in unserer Gegenwart zu kommen, sind die Pläne der NS-Führung *vor* dem erfolgreichen Jahr 1933 viel aufschlussreicher als der Sturz selbst.

Was liegt jenseits des Scheiterns von Hitler bei der Reichspräsidentenwahl an Planspielen auf dem Tisch? Schlagen wir den Aktenordner der verworfenen Möglichkeiten auf. In unsere Zeit übersetzt, lautet der Plan so: Die AFD wird bei Neuwahlen stärkste Partei. Sagen wir: 33 Prozent. Damit wäre sie nicht regierungsfähig. Sie ist auf die Hilfe einer der anderen Parteien angewiesen. Aber unter dem Haufen der als »Altparteien« Verachteten findet sie keinen Koalitionspartner. Die anderen denken nicht daran, die AFD als Bundestagswahlsiegerin an einer Bundesregierung zu beteiligen. Sie »klüngeln«, verbrüdern und verschwistern sich. Es kommt vielleicht zur Verschwisterung des größtmöglichen Albtraums des Konservativen (der ihn weiter in die Arme der Rechten treibt): eine nationale »Rettungskoalition« aus CDU, SPD und Linke. Die lüsternen Verdammnisrufe lauten: »In dem Augenblick, als die CDU mit den Linken paktierte, ging die Demokratie unter!« Das ist, was der Konservatismus dann der Öffentlichkeit einreden möchte: Deutschland habe einen »Bastard« von Regierung. Nicht illegal, aber vollkommen illegitim.

Die Dinge sind nicht, wie sie zu sein scheinen, was aber im Medium des politischen Vordergrunds selten eine Rolle spielt. Den Fernsehmoderatoren dämmert am Wahlabend die neue »Katastrophe« von der Illegitimität der Regierung. Im ZDF versucht Claus Kleber seinen Zuschauern zu vermitteln, dass die neue Regierung künftig offen gegen die stärkste Partei regieren will. Die Demokratie kämpft mit dem Problem, nicht mehr dem Willen der stimmenmäßig stärksten Partei zu folgen. Die Partei, die auf demokratischem Wege 33 Prozent aller Stimmen vereint, wird nicht den Bundeskanzler stellen. Für die nüchterne Demokratin ist das kein Drama. Aber der Konservative macht daraus eins.

Die kosmische Ordnung tritt außer Kraft. Die Schwachen triumphieren über die Starken. Erste Kommentatoren zeigen ihre Sympathien für die starke AFD, die von den Schwachen und Feigen (wie Cäsar von der Masse der Senatoren) hinterrücks ermordet wird.

Den Konservativen quält es, wenn die Partei mit dem »Regierungsauftrag«, wie es staatstragend nach den Wahlen immer heißt, von den »schwächeren« Parteien ausgetrickst wird. Nicht weil er die Demokratie nicht retten will, sondern weil er es für *unnatürlich* hält, wenn der Schwache über den Starken siegt. Und das, obschon es in einer Demokratie um nichts anderes geht als darum, die Schwachen vor den Starken in Sicherheit zu bringen und die Starken vor der eigenen Machtfülle zu beschützen.

Die Vorwürfe, dass die »Systemmedien« die AFD aus dem Diskurs ausgrenzen, sind Kindergeschrei gegen den Vorwurf, dass die »Systemparteien« mauscheln, um die »stärkste« Partei zu Boden zu ringen. Die AFD schlägt mit dem Kopf auf. Der Stärkere kommt nicht zu seinem Recht. Alles wird dadurch hinfällig (für die Jan Fleischhauers). Das Grundgesetz kann jetzt auch abgeschafft werden. Die kosmische Ordnung ist in Gefahr. Der tiefere Sinn der Demokratie – die Schwachen vor der nackten Barbarei des Siegers zu beschützen – wird intellektuell zu ihrer Illegalität umgebogen.

In der Liveschalte kann eine Verfassungsrechtlerin Claus Kleber gerade noch davon überzeugen, dass nicht grundgesetzwidrig sei, was da geschieht. Aber die stärkste Partei rechnet nicht in Kategorien des Grundgesetzes. Sie rechnet in den Kategorien ihrer Macht. Sie denkt voraus. Sie sieht die Situation kommen. Sie weiß, welches Schicksal ihr zustoßen könnte, und sie stellt sich darauf ein, eine Blockierung ihrer Macht zu umgehen.

Die Angst Ossietzkys und der anderen politischen Beobachter besteht gar nicht im Reichspräsidenten Hitler, sondern in der Verwirrung der Köpfe durch einen Sieg der Nationalsozialisten. Diese Verwirrung besteht für einen kurzen Moment, den Hitler dann – so die Befürchtung – zu nutzen weiß. Denn in dem einen kontrafaktischen Augenblick, in dem Hitler die Wahl gegen Hindenburg gewinnt, besitzt sein Wille – *Diktatur* – eine sonderbare politische Legitimität. Wie ein Funke erleuchtet diese das politische Chaos. Mit diesem Funken lässt sich die Ordnung in Brand stecken.

Die Frage ist nicht, was die AFD täte, wenn sie von Schwächeren umzingelt und ihre Macht verhindert wird, sondern was sie vorbereitet, wenn sie das vorhersieht? Wenn eine demokratiefeindliche Partei im Vorfeld im Detail weiß, wie die anderen Parteien ihr den einzigen von der Demokratie vorgezeichneten Weg an die Macht versperren, wird sie sich darauf vorbereiten oder nicht? Wenn eine Partei weiß, dass ihr der Weg der Legalität nur Nachteile einbringt, nimmt sie dann keinen anderen?

Obwohl die Wahlergebnisse erst abends verkündet werden, zieht die AFD ihre Anhänger auf den Straßen Berlins schon nachmittags zusammen. Was da auf die Straße tritt, sind die zu allem bereiten Bürgerkriegstreiber, das fahrende Volk, das bis heute an allen »Trauermärschen«, Mahnwachen, »Hooligans gegen Salafisten«, an Kandel und Chemnitz teilgenommen hat. In der Welt der modernen Braunbürger herrscht schon jetzt eine ganz neue Direkt- und Offenheit. Sie nennen sich »Hoonara«, was für »Hooligans, Nazis und Rassisten« steht oder »NS-Boys«. In Chemnitz operierten die »Adolf-Hitler-Hooligans«, die mit entsprechendem Logo sogar in Zeitungsartikeln zu finden sind. Die »Soldiers of Odin«, deren Verfassungsfeindlichkeit ausreichend dokumentiert ist. Alle diese Gruppierungen, die wir als Staat jahrelang hätten bekämpfen müssen (stattdessen spricht ihnen der Schleicher des Jahres 2018, der Präsident des Inlandsgeheimdiensts Hans-Georg Maaßen, nach Chemnitz noch zusätzlichen Mut zu: »Wir haben nichts gesehen!«), treten am Wahltag für den Bundestag in Berlin zusammen.

Die Angst- und Problemdeutschen wählen »ihre« Partei gar nicht in »ihrem« schönen Thüringen. Sie sind zwecks Selbstermächtigung (später zum »Volksaufstand« in den Geschichten verklärt) mit ihren Kumpanen direkt ins Regierungsviertel gereist. Sie sind da, um sich zu nehmen, was ihnen zusteht: die legitime Macht der stärksten Partei. Vielleicht gehen sie die Sache intelligenter an und greifen nicht das von Polizei und Bundeswehr abgeriegelte Regierungsviertel an. Vielleicht versammeln sie sich »spontan« vor der Wohnung von Peter Altmaier. Um 19 Uhr, eine Stunde nach der Verkündung der ersten Prognosen, die den Rest der Republik verstummen lässt, sprechen dann die Fäuste. Peter Altmaier wird vom »Volk« aus dem Fenster geworfen. Seine Bücher schmeißen sie ihm hinterher. Jemand legt Feuer. Die Wohnung brennt. Die herbeieilenden

Autos der Feuerwehr werden umgeschmissen, als Barrikade benutzt. Der Bürgerkrieg beginnt.

Auf uns werden diese spontanen Zusammenkünfte zu oder nach den Bundestagswahlen wirken, als hätten sämtliche Bodybuilder, Reichsbürger und Sportschützenverbände weltweit den Weg in die Hauptstadt gefunden. Als hätten alle Fitnesscenter ihre Mitglieder über Berlin ausgeschüttet. Testosteron flutet das Regierungsviertel. Um 20 Uhr fliegen die ersten Bierflaschen gegen die Einsatzkräfte auf der Kronprinzenbrücke ins Regierungsviertel. Es wird eine lange Nacht – bolivianische Zustände mitten in Deutschland. Eine klirrende Flasche. Ein geschrienes »Hey!« und das Chaos bricht los. Polizisten schießen Tränengas. Die Wasserwerfer laufen auf Hochtouren.

Aber als handelte es sich um die Neueröffnung eines Mediamarktes mit vielen Sonderangeboten, schiebt sich die Masse unbarmherzig in das Regierungsviertel und – zuletzt – vor das Kanzleramt. Nur dass keine Fernseher warten, sondern die Macht. Teile des Kanzleramts werden gesprengt. Und auch, wenn die Bundeswehr die Oberhand zurückgewinnt, tritt die Bundesrepublik damit in eine Phase, in der sie nicht mehr geheilt werden kann.

Vielleicht dauert das alles auch länger. Vielleicht nimmt die CDU-SPD-Grüne-Linken-Koalition zunächst noch Gespräche auf und schafft es sogar ins Amt. Aber dann ruft Sarah Wagenknecht aus der Gruft: »Aufstehen!« oder einer ihrer Unterhändler: »Soldaten sind Mörder«. Dann reicht es denen, die sich für klüger halten, den Jens Spahns und Paul Ziemiaks. Die Anführer des adretten Konservatismus sehen sich und ihre Stunde gekommen. Die vielen Heldenporträts von Stefan Aust und Jan Fleischhauer sind nicht ohne Wirkung geblieben.

Spahn und Ziemiak treffen sich im Geheimen mit Andreas Kalbitz. Sie wollen der Geschichte ein Schnippchen schlagen. Sie versuchen es mit einer ganz klugen Strategie: die AFD von innen zu spalten! Sie verhandeln nicht mit dem Anführer der Herzen, Björn Höcke, sondern mit ihrem formalen Vorsitzenden, Andreas Kalbitz. Aber sind sie wirklich so bescheuert, den frischgebackenen Gauland-Nachfolger zu fragen, ob er als Bundeskanzler von ihnen – den politisch Ungeduldigsten, den die Konservativen jahrelang eingebläut haben, sie besäßen »Charisma« – gehörig gegen die Wand gedrückt werden möchte, bis er quietscht?

Vielleicht ist die neue CDU-Führung auch mit weniger Dünnhäutigen gesegnet. Aber was würde das einbringen? Die »Adolf-Hitler-Hooligans«, die Pegidisten, die »NS-Boys« und die »Soldiers of Odin« treffen sich derweil wöchentlich und setzen die Hauptstadt mit Plünderungen und Ausschreitungen auf ihre Weise unter Druck. Die Privatwohnungen aller höherrangigen demokratischen Politiker müssen rund um die Uhr bewacht werden. Dennoch schlagen die Gewaltbereiten wieder und wieder guerillamäßig zu. Einmal trifft es Robert Habeck, ein andermal tragen sie Christian Lindner als Kriegsbeute aus seinem zeitungslosen Lieblingscafé.

Wie die harte Rechte mobilisiert auch die Antifa. Nicht bundes-, sondern europaweit reisen Gewalttäter aus Norditalien und Steinewerferinnen aus Südfrankreich an. Die *BILD* veröffentlicht das Konterfei eines 18-jährigen Mädchens, das als Ikone der neuen Demokratiefeindlichkeit herhalten muss. Während der Republik in Chemnitz glückte, dass sich die rechten Deutschlandhasser ganz von selbst und mutterseelenallein zerlegten – ohne linksradikale Gegengewalt – (mancher Konservative schien regelrecht entsetzt darüber, dass in Chemnitz keine Linksradikalen waren), wendet sich das Blatt. Nicht nur von ganz rechts, auch von links wird der Sicherheitsapparat der Bundesrepublik jetzt öffentlich vorgeführt. Es herrscht der Notstand. Die Pressefreiheit, die Grundrechte, sie müssen langsam weichen.

Das Glück der Abwesenheit linksradikaler Gewalt ist der Bundesrepublik auf lange Sicht nicht vergönnt. Linksradikale stoßen in die Schlachtarena nach. Claus Kleber nennt die allwöchentlichen rituellen Straßenschlachten »Unruhen«. Die *New York Times* bezeichnet Deutschland als »Pulverfass«. Alle Unpolitischen kommen jetzt zum Zug. Die Auslandskorrespondenten, die allmorgendlich von den »Adolf-Hitler-Hooligans« auf der Brücke über die Spree bedrängt werden, fragen sich wie alle anderen, die nichts von politischer Inszenierung verstehen: Wie konnte Deutschland zu diesem Krisenherd des Extremismus werden?

Was bedeutet es für den Zusammenhalt der »Einheitsregierung« (CDU bis Linke), wenn sie von politisch motivierter Gewalt überfordert ist? Wenn sie der »Zusammenstöße«, die den Bürgerkrieg in Deutschland ausmachen, nicht Herr wird? Das Leben geht vielleicht weiter. Aber die Regierungskoalition wird brüchig. Vielleicht gelingt es der Koalition, sich Jens Spahns Ungeduld zu entledigen. Vielleicht dümpelt sie zunächst vor sich hin. In jedem Fall kommt es zu Neuwahlen, Neuwahlen und wieder Neuwahlen. Und die Neuwahlen bestätigen immer neu das alte Kräftepatt – zwei-, dreimal.

Die »Unruhen« nehmen zu. Die Wohnungen und Barrikaden brennen. Das erste Blut fließt. Mitten in die Einheitsregierung fallen Schüsse – auf weniger gut bewachte politische Gegner. Statt Kampfbereitschaft fordert die Gewalt den traditionellen Fatalismus des Konservatismus heraus. Angesichts des vielen Blutes und der Sprengstoffattentate sehnen sich die Ersten nach einer harten Hand, die endlich aufräumt. Sie werden es anders nennen, aber in Kolumnen werden die ersten Rufe nach einem Diktator laut, der der Anarchie Herr wird. Obschon Spahn längst verschwunden ist, melden sich die Ersten mit dem gut gemeinten Rat, es doch einmal zu versuchen. Es ist dieser Fatalismus um Hindenburg, es doch einmal mit dem Fascisten Hitler zu versuchen, der der Republik das Genick bricht. Axel Eggebrecht fasst diese Stimmung angesichts der Gewalt in seinem bedeutsamen Text »*Wer* weiter liest, wird erschossen!« zusammen: »Es ist vorbei. Man legt die Hände in den Schoß und wartet auf Hitler.« *Dafür* bedarf es der »Unruhen« des Bürgerkriegs: für diesen Fatalismus, der den legalen Staatsstreich ermöglicht.

Die AFD an der Regierung beteiligen? Nur wie? Es ist im Angesicht der deutschen Geschichte nicht sonderlich wahrscheinlich, dass die AFD in einer »rechtskonservativen« Koalition den Kanzler stellen wird, nachdem Adolf Hitler schon einmal zum Kanzler gekürt wurde. Das wäre selbst für die extremistischsten Konservativen der CDU zu viel. Da können sie eine CDU-AFD-Koalition noch so wollen. In dieser Ratlosigkeit meldet sich Jens Spahn zurück. Er spricht bei Kalbitz vor. Er soll ihm ein Angebot schmackhaft machen. Spahn wird Kanzler, und die AFD stellt den Innenminister! Das genügt dem Machtanspruch natürlich nicht. Jeder weiß das.

Was tun, wenn die Geschichtsbücher es nicht zulassen, dass das Bundeskanzleramt für die AFD hergegeben wird?

Spahn hat eine besonders dumme, rettende Idee. Sein Referent erinnert sich an einen Einfall aus der rot-grünen Regierungszeit der Schröder-Ära. Da gab es einen »Superminister« namens Wolfgang Clement. Kalbitz solle ein »Superministerium« bekommen! Was für eine wundervolle Idee. Spahn bietet der AFD an, das Innen- und Gesundheitsministerium unter seiner Kanzlerschaft für die AFD zusammenzulegen. Kalbitz ist aber klüger. Er fordert: die Bundeswehr. Spahn, beglückt über so viel Entgegenkommen und die Aussicht auf die Kanzlerschaft, bekommt für diesen Plan sogar die CSU auf Linie. Spahn wird Kanzler. Kalbitz erhält das neu geschaffene Superministerium aus Innen- und Verteidigungsministerium.

Spahn und Kalbitz. Jeder glaubt, sich des anderen zu bedienen. Spahn bedient sich der AFD. Und Kalbitz bedient sich bei Jens Spahn. So spielt die Bundesrepublik mit dem Fascismus um ihre Existenz – und keiner ahnt es. Dieses Spiel, das Demokraten gerne gegen ihre Feinde spielen, geht für die Demokratie nie gut aus. Die Demokratiefeinde sind überlegen, auch wenn es im ersten Moment nicht danach aussehen mag.

Denn für die AFD ist alles gewonnen, wenn sie an der Regierung beteiligt wird. Deshalb darf genau das nie – nie! – geschehen. Denn »der Rest findet sich«, wie man so schön sagt, von selbst. Das Problem einer freiheitsfeindlichen Partei besteht darin, dass sie die Freiheit abschaffen will. Es ist eine Sache, wenn eine demokratiefeindliche Partei in den Bundestag einzieht. Es ist etwas ganz anderes, sie an einer Regierung zu beteiligen. Wer das als für die Demokratie gewinnbares Spiel ansieht, irrt sich. Zur Regierungsbeteiligung der AFD darf es niemals kommen.

Spahn glaubt, der Geschichte mit den klugen Einfällen seines Referenten ein Schnippchen zu schlagen. Der *New York Times* gibt er ein Interview: »In Deutschland wiederholt sich gar nichts!« Die konservative Welt ist verzückt. Sie feiert Spahn: »Welch ein Geniestreich, was für eine Chuzpe!« Von der *BILD* strahlt er als »Unser Retter«. Bei *Maischberger* bekommt er ein Forum und sitzt eine ganze Stunde ganz allein mit ihr.

Das Problem besteht darin, dass es sich um keine wundervolle Idee handelt. Es war sogar die dümmste aller Ideen. Auch das vermag die Weimarer Republik zu belegen. *Die Weltbühne* sieht in dieser Idee sogar die Schlüsselursache für ihren Untergang. Der entscheidende Fehler liegt unter den Trümmern verschüttet. Darum kann er einem geschichtsvergessenen Politiker, der an seinem Ehrgeiz ertrinkt, auch so gut passieren.

Alle reden von Diktatur. Aber wie wird Diktatur gemacht? Die historische Vorlage für Jens Spahns Fehler heißt Wilhelm Groener. Der ist heute völlig vergessen. Für die Autoren der *Weltbühne* ist er aber der entscheidende Mann. Im zweiten Kabinett von Brüning (ab 1931) leitet Groener ein »Superministerium«. Er ist: Innen- und Verteidigungsminister. Das ist so seltsam wie sinnvoll. Genau in der Zeit, in der das Gewaltmonopol des Staates zerfällt, werden die staatlichen Gewalten von Polizei und Militär zusammengelegt. Groener verfügt über eine absolute staatliche Gewalt. Die Fusion von Innenministerium und Armee ist keine skurrile Idee. Sie erscheint für die Sicherung des Gewaltmonopols sogar als schlachtentscheidend.

Viele Verordnungen und Verbote, die wir mit Brünings Kanzlerschaft verbinden – die Zerstörung der Demokratie mittels Notverordnungen, ohne eine belastbare Diktatur zu schaffen –, stammen von seinem Innenminister Groener. Im Innenministerium konzentriert sich die Macht für das Innere eines Staates. Hier laufen die Befugnisse der Polizei zusammen. Wer aus Deutschland einen antiliberalen Polizeistaat machen will, setzt dort an. Eigentlich ist das Polizeirecht Ländersache. Aber die Zeichen der Zeit stehen alle auf Zentralisierung: Wir haben heute eine starke Bundespolizei (mit dem Grundgesetz wollte man genau den Aufbau einer Gestapo für immer verhindern). Die Bundesländer statten ihre Polizeien schon heute mit immer neuen Befugnissen aus (Polizeiaufgabengesetz in Bayern und Sachsen). Auch der so schön bestickte Panzer, den Sachsen seiner Polizei vermachte, ist ein Vorgeschmack auf die Militarisierung der Polizei. Der unkontrollierte Inlandsgeheimdienst (»Verfassungsschutz«) gehört zum Innenministerium. Das BKA ebenso. Das Innenministerium fungierte nicht von ungefähr bei fast jedem

Völkermord als Steuerungszentrale (»Réseau Zéro«, Talât Pascha, Bosnien).

Die Gefahr, die von staatszentralisierenden Gesetzen ausgeht, ist viel bedrohlicher als der IS. Die Gesetze für eine Diktatur sind schon da. Mit der buchstabengetreuen Anwendung der heutigen Gesetze könnte die AFD legal bleiben. Die meisten Diktatoren wenden nur die Gesetze richtig an, die die demokratischen Vorgängerregierungen hinterlassen haben. Ein Innenminister Kalbitz kann sich bei von ihm bereits angekündigten Deportationen als gesetzestreuer Superminister inszenieren, wenn er die Vollmachten der Bundespolizei und des Innenministeriums – Abschiebegesetze, Staatsbürgerschaftsrecht – buchstabengetreu auslegt. Wir müssen die Gefahr sehen lernen, die von unseren Gesetzen ausgeht.

Wir müssen in die Rolle von Saboteuren schlüpfen, um zu sehen, was uns droht. Das deutsche Grundgesetz braucht eine Art Hochwasserschutz. Es ist überraschend schlecht gerüstet gegen Feinde. Es gibt nur zwei Grundrechtsartikel, die in der Verfassung überhaupt durch die Ewigkeitsklausel geschützt sind. Interessant für Sabotageakte ist zudem alles, was mit einfacher Mehrheit geändert werden kann. Darunter fallen so gut wie sämtliche zentralen Bereiche für das Funktionieren unserer Demokratie. Um drei davon zu nennen: Die Geschäftsordnung des Bundestages lässt sich mit einfacher Mehrheit ändern. Die Rechte der Opposition können mit einfacher Mehrheit geändert werden. Das Wahlrecht kann mit einfacher Mehrheit umgeschrieben werden. Das Wahlrecht definiert dabei nicht nur, wer wählt. Es regelt auch die Parteienfinanzierung und den Zuschnitt der Wahlkreise. Die Geschäftsordnung des Verfassungsgerichts lässt sich mit einfacher Mehrheit ändern. Wenn die CDU-AFD-Koalition findet, dass zwei statt sechzehn Richter am obersten Gerichtshof genügen – oder es einhundert sein müssen –, brauchen sie dafür nur eine Mehrheit im Bundestag. Wir werden niemals fertig mit Demokratiefeinden in der Regierung. Sie werden aber einen Weg finden, mit der Demokratie fertig zu werden. Die AFD darf nie an der Regierung beteiligt werden.

Das Flackern der Geschichte: Die Abschaltung der SA

In den Tagen des politischen Sturms geht es darum, die Partie des Bürgerkrieges möglichst aussichtsreich zu eröffnen. Nachdem das Parlament Jens Spahn als Kanzler und Andreas Kalbitz als Superminister vereidigt hat, trommelt Höcke zwei Wochen später zu den größten Massenprotesten, die das politische Berlin je gesehen hat. Eine halbe Million aufgewühlter Menschen aus allen Teilen des Landes marschieren auf und fordern lautstark die Kanzlerschaft für Kalbitz und die AFD.

Die gewaltbereiten Hooligans (bekannt aus dem sog. »Kampf der Nibelungen« und den Nazi-»Rockkonzerten« aus Themar) könnten nur noch von der Bundeswehr aufgehalten werden. Wer soll sie rufen? Der Verteidigungsminister Kalbitz? Wenn Kalbitz die Armee nach Berlin befehligt, dann nur, um Spahn aus dem Kanzleramt abzuführen und für so viel linke Gewalt im Land vor ein Militärgericht zu stellen.

Die Macht der »Richtlinienkompetenz« einer Bundeskanzlerin gegen ihren Koalitionspartner wurde uns im Jahre 2018 sehr eindrucksvoll bewiesen. Aber auch wenn es Spahn gelingt, Kalbitz abzusetzen, hätten die Soldaten möglicherweise ein größeres Problem, auf ihre rechten Kameraden zu schießen. Der Generalstab dürfte angesichts des immer hysterischeren Spahns (von ihnen »Spahnferkel« genannt) ganz freimütig für eine »Lösung Kalbitz« plädieren. Das bedeutet, die Armeeführung putscht den Bundeskanzler weg, um an der Macht jene harte Hand zu installieren, der zugetraut wird, die Anarchie auf den Straßen zu beseitigen.

Wer könnte die Gewalt von Linksradikalen auch besser bekämpfen als der abgesägte Superminister? Die Generäle stehen ihm bei. Kalbitz hat schon als Innenminister mittels Inlandsgeheimdienst angestrengt, die Linke zu verbieten. Um herauszufinden, wie die Bundeswehr tickt, müssen wir nicht in die Zukunft schauen. Ein inneres Gesetz scheint die bewaffneten Staatsorgane dazu zu treiben, stets rechts von der Regierung zu stehen. Sie agitiert heute bereits offen rechtsextrem. Der Militärische Abschirmdienst (MAD) ist überzeugt davon, sich des bürgerkriegstreibenden »Hannibal«-Netzwerks, das die Führungsriege der Bundeswehr unterwandert hat, bedienen zu können. Statt die Strippenzieher zu verhaften und für die staatsfeindlichen Umsturz- und Attentatspläne vor Gericht zu stellen, dürfen diese Journalisten noch Interviews geben, in denen sie um Spenden bitten. Die Mienen der Journalisten gleichen denen der Biologen, die in *Jurassic Park* zum ersten Mal Dinosaurier sehen: »Die leben! Sie laufen frei herum!«

1932 ging es den Wählern der NSDAP mehr um die Gewalt nach innen als um die Gewalt nach außen. Trotzdem war der Fascismus als Drohung in den Verhandlungen gegen den Versailler Vertrag gut. Aber wir vergessen: Der Nationalsozialismus war ein Versprechen ins Innere, das sich gegen den Bürgerkrieg richtete. Die Gewalt als *Ultima Ratio* des Politischen. Die totalitäre Phantasie tarnte sich als »Liebe« zur Ordnung. Einmal aufräumen! Endlich Ordnung. Aber Gewalt erzeugt Gegengewalt.

In ihrer Verflechtung mit Pegida-, Bürgerwehr- und NPD-Ortsverbänden ist die Gewalt der AFD rein privatisierte Gewalt. Aber die Beamten im Innenministerium und in den Staatsanwaltschaften, die wie Höcke die AFD als letzte friedliche Chance für unser Land sehen, sitzen schon an den Hebeln der staatlichen Gewalt. Was fehlt, sind die Konservativen, die die Partei in den Rang der Staatsgewalt heben, um mit ihr wie mit einem Stein die Unruhekräfte zu zertrümmern. So unsinnig der Plan ist, so oft wurde er schon gewagt. Er geht jedes Mal schief. Die rechten Kräfte, mit denen man sich einlässt, verhalten sich nicht wie gewünscht. Der Reichstag geht plötzlich in Flammen auf. Die Demokratie wird beseitigt. Oder der Reichspräsident stirbt. Und sein Amt wird einfach mit dem des Kanzlers zusammengelegt – ein »Superkanzler«.

Die größte »Unruhe« geht 1932 ganz gezielt von einem Heer von 500 000 Marodeuren aus. Sie nennen sich die »SA«. Aber zu meiner Überraschung laufen sie nicht dort auf, wo das Terrain sicher ist (wie in Thüringen, wo die NSDAP regiert). Die SA fällt gezielt in die roten Arbeiterbezirke Berlins ein, um möglichst viel von dem zu verbreiten, was die damaligen Claus Klebers dann »Unruhen« und »Zusammenstöße« mit den Kommunisten nennen konnten.

Heute würden wir sagen, dass Hitler ein *Warlord* war, dessen 500 000 Mann starke »Privatarmee« sich gut in der olympisch unfriedlichen Disziplin des »Wehrsports« verstand, um das Land gezielt zu destabilisieren. Eine Laune der Geschichte wollte, dass wir in der Frage, wie viel Blut an den Händen der SA klebt, Gewissheit haben. Wir kommen nicht in die Verlegenheit, kontrafaktische Überlegungen anzustellen. Wir müssen nicht fragen, was gewesen wäre, wenn die SA 1932 verboten worden wäre. Weil sie verboten wurde. Und zwar von unserem Superminister Groener. Das ist wirklich die unglaublichste Geschichte aus der *Weltbühne*.

Ich begann *Die Weltbühne* zu lesen, weil ich wissen wollte, wie gefährlich Hitler 1932 war. Ich musste einsehen, dass Hitler allmächtig war. Denn Groener verbietet die SA, diesen paramilitärischen Verband, der mitten in den Kommunistenbezirken der Hauptstadt Angst und Schrecken verbreitet. Als die »Unruhen« zunehmen und die unpolitische Unruhe der Bürgerlichen ins Unermessliche steigt, tut Groener das einzig Richtige: Er lässt die SA als *die* Gefahr des Gewaltmonopols, die sie ist, verbieten. Die Intellektuellen der *Weltbühne* erschaudern. Sie jubeln. Sie feiern den Moment, in dem ihr antiliberales Feindbild Groener ein einziges Mal völlig unerwartet das Richtige tut. Die SA wird verboten.

Aber in diesem Augenblick, in dem die SA verboten wird, geschieht das wahrhaft Unglaubliche. Die Regierung wird gestürzt. Hindenburg schmeißt Brünings Kabinett »auf Betreiben der Reichswehr«, wie es beschönigend heißt, aus dem Amt. Noch einmal: Wie mächtig ist Hitler 1932? Die Regierung stürzt über das Verbot der SA! Das Kabinett stürzt nicht über die drittklassige Vergütungsfrage ostpreußischer Junker, sondern über *die entscheidende*: die illegale Bürgerkriegsgewalt der SA dulden? Oder sie bekämpfen? Geduld mit den Rechtsextremen oder ihr Verbot? Der Innenminister entscheidet sich für Letzteres. Und schon stürzt seine Regierung. Wie mächtig ist Hitler? Was ist die erste Amtshandlung, die die Folgeregierung des politischen Nobody Franz von Papen erlässt? Richtig! Sie legalisiert die SA wieder.

Die SA wird für einen kurzen Augenblick verboten – und wieder angeschaltet. Dadurch sind wir heute empirisch in der Lage, die

Zahl der Toten, die während der Abschaltung der SA gestorben sind, mit der zu vergleichen, die gestorben sind, nachdem sie wieder angeschaltet wurde. In dem Bereich gibt es entgegen der irritierenden herkömmlichen Meinung (»Die Kommunisten waren auf den Straßen genauso schlimm!«) statistische Gewissheit. Beim Aus- und Anschalten der SA entsteht ein seltsames Flackern. Hier wird für einen Moment etwas bewahrt. Ein Augenblick, fotokopiert oder fotografiert. Licht fällt ins Kontrafaktische: Wie hätte es auch sein können?

In der Rubrik »Wochenschau des Rückschritts« veröffentlicht *Die Weltbühne* Woche für Woche die neuesten Todeszahlen. Die Redakteure berichten sozusagen »live« aus dem deutschen Bürgerkrieg. Am auffälligsten ist, dass die Zahl der Opfer des Rechtsextremismus in dem Moment, als das SA-Verbot aufgehoben wird, rapide in die Höhe schnellt.

Was war geschehen? Als der Innenminister wegen des eskalierenden Bürgerkriegs die SA verbieten lässt, werden die Generäle um Schleicher bei Groeners Vorgesetztem, Reichskanzler Brüning, vorstellig. Entweder tritt die Regierung zurück – oder die Generäle. Brüning und Groener sollen ihren Hut nehmen. Es bleibt nur so viel Staunen über Hitlers Einfluss. Hellmut von Gerlach, der für Ossietzky die Leitung der *Weltbühne* übernimmt, weil der seine berühmte Haftstrafe antreten muss, schreibt: »Wie der ungeübte Bergsteiger machtlos am Seil des Führers« hängt, baumelt die Regierung »am Seil Hitlers«.

Die Verhandlungen bleiben den Autoren der *Weltbühne* nicht verborgen. Schleicher trifft Hitler und ringt ihm das Versprechen ab, eine neue Regierung mit Franz von Papen zu »tolerieren«. Aber der Fascismus toleriert anders. Während die Demokratie die Waffen-, Straßen- und Schlagstockgewalt der SA weiterlaufen lässt, tolerieren die Nazis »mit dem Revolver in der Hand«. Hitler türmt Forderung über Forderung. Als Erstes fordert er die Aufhebung des Verbots der SA – Schleicher, der die NSDAP mit Hitlers größtem innerparteilichen Gegner Strasser spalten wollte, indem er ihn als Vizekanzler in von Papens Kabinett beruft, lässt beides bleiben: das Verbot der SA und die Spaltung der NSDAP. Schleichers kolossaler politischer

Fehler besteht in dem Versuch, Hitlers Duldung erkaufen zu wollen, indem Hindenburg die Regierung absetzt und das SA-Verbot aufhebt.

Die einzig richtige Entscheidung, nämlich den Bürgerkrieg zu beenden, das einzige Mittel, um einen ausländischen, paramilitärischen Warlord mitsamt Privatarmee zu entwaffnen, wird kassiert. Dieses Bündnis der höchsten staatlichen Stellen mit einem machtlosen, mitten in der Illegalität freidrehenden Hitler ist es, das die Experten bis heute verzweifeln lässt. Es ist, wie Mely Kiyak es erkannte: Der Fascismus wird noch immer von den herrschenden Eliten legitimiert und ins Amt gerufen. Er muss nur Geduld haben, Chaos stiften (»Unruhen« genannt) und abwarten.

Schleicher meint, die braune Terrorbande für die Regierungsbildung benutzen zu können. Die NSDAP soll als Massenlegitimationsbasis herhalten. Stattdessen zermalmt sie munter weiter die Legitimität des Staates. Schleicher scheint die SA als Jungbrunnen für die Zukunft der Armee betrachtet zu haben. Er glaubt, die sportlich gedrillten, gehorsamen Hooligans zu brauchen. Wie viel Wahrheit in dieser Einschätzung steckt, zeigt Hitlers Entscheidung, die gesamte Führung der SA in einer einzigen Nacht niederzumetzeln, um die Macht im Staat zu stabilisieren. Er muss es wissen.

Die Nationalsozialisten stellen sich aber auch den beiden Wahlen für den Reichstag. Sie machen alle demokratischen Wahlen mit. Manche Zeitgenossen halten dieses »Engagement« für ein Bekenntnis zur Republik. Die Demokratiefeinde unterwerfen sich mit allem Elan den Gepflogenheiten der Demokratie. Die Partei, die wie keine andere die Diktatur will, wirft sich mit voller Kraft noch in jeden demokratischen Wahlkampf. Aus beiden Parlamentswahlen geht die NSDAP 1932 als stärkste Kraft hervor, aber ohne an die Macht zu gelangen.

Wenn ich mich langweile, lese ich die Verlautbarungen des AFD-Kreisverbands Salzgitter. Nach dem Einzug in den Bundestag ließ der verbreiten: »Die AFD hat erfolgreich den Bundestag gestürmt. […] Die nächste Phase im Krieg gegen dieses widerwärtigste System, das je auf deutschem Boden existierte, nimmt nun ihren Anfang.« Nun, eine durch und durch illegale AFD, die mit bewaffneten Wehr- und Kampfsportverbänden aus Marzahn-Hellersdorf aufs Kanzleramt vorrückt, um die demokratischen Parteien zu stürzen, hätte im Kampf gegen die moderne Staatsgewalt keine Chance. Bleibt die AFD also legal? Wird sie jetzt regierungsfromm?

Die NSDAP ist bis zuletzt legal geblieben. Was der AFD aber bislang fehlte, war ein »Bürgerkriegsapparat«. Ein Hort von Unruhestiftern und Gewaltprovokateuren, die das staatliche Gewaltmonopol aushöhlen, den Konservatismus mürbe und die Demokraten unzufrieden machen. Bis es zu der Stimmung kommt, dass die Eliten es doch »einmal« mit dem talentierten Innenminister Kalbitz versuchen, der verspricht, die Gewalt einzudämmen. Dieser Bürgerkriegsapparat trat in Chemnitz erstmals in Erscheinung.

Der Bürgerkriegsapparat

Mit der Inszenierung von »Unruhen« wird Diktatur gemacht. Wie die AFD sich durchsetzt, ist unklar. Über die Hintergründe der beiden Meilensteine der Nazis auf ihrem Weg in die Diktatur wissen wir bis heute erschreckend wenig: den Reichstagsbrand und Hindenburgs Testament. Anlässe werden sich finden. Aber die Partei muss einen Apparat für den Bürgerkrieg aufbauen – bestückt mit wild entschlossenen Muskelprotzen. Und genau das ist in Chemnitz geschehen. Das meint Höcke, wenn er die AFD als »Bewegungspartei« sieht, die »nicht nur Bewegungspartei sein« muss. Die SA muss die Straße besetzen. Die Rauchsäulen müssen kilometerweit zu sehen sein. Höcke nennt das den »Verwesungsgeruch der Demokratie«, eine Formulierung, die das Nachrichtenmagazin, das sich als »Sturmgeschütz der Demokratie« versteht, wortwörtlich so druckte (das war, als hätte ein Bordellbetreiber in der päpstlichen Bulle Werbeanzeigen geschaltet).

Im Moment sind die Demokratiezersetzer und Geschichtszerfetzer noch nicht einmal beim Komödienstadel des Hitler-Ludendorff-Putsches von 1923. Aber was, wenn sie diesen überspringen? Wenn sie solche erfolglosen Dinge mit der »Mahnwache für die

Opfer des Anschlags« am 21. Dezember 2016 vor dem Kanzleramt probten und daraus schlossen, dass »Ausschreitungen« für deutsche Opfer nur in Städten mit harter extremistischer Szene wie Chemnitz funktionieren? Was, wenn der AFD klar ist, dass sie paramilitärische Verbände aufstellen muss, die Brandstiftungen, Plünderungen und Morde begehen, damit die ganzen Unpolitischen auf die linksradikale Schuld an »Unruhen« schauen können?

Höcke ist ein Orakel. Seine bedrohten blonden Frauen und dann die Silvesternacht von Köln. Seine »Bewegungspartei« und dann der Chemnitzer Bürgerkriegsapparat. Es gibt noch eine dieser Prophezeiungen, die er als direkter Abkomme der Pythia tätigte. Höcke meinte, es komme darauf an, die »frustrierten Teile aus dem Staats- und Sicherheitsapparat« in die »Volksopposition« rüberzuziehen. Wir erleben bereits diese fascistische Eroberung eines Staates *in Zeitlupe*. Die Beschwichtigungen des Präsidenten des Inlandsgeheimdienstes oder der vorauseilende Gehorsam ostdeutscher Staatsanwaltschaften sind nur der sichtbarste Ausdruck.

Im August 1932 zählt die SA eine halbe Million Anhänger (genau wie der größte andere paramilitärische »Wehrverband« – der Stahlhelm). Unsere friedensliebende Zeit würde schon von einer Prise dieser Gewalt erledigt. Die AFD, die nicht einmal ein Zehntel so viele Parteimitglieder zählt, wie die SA-Anhänger versammelte, richtet mit ihrer Totalmobilisierung nach dem 26. August 2018 bzw. am 1. September so viel Chaos an, dass die Regierung beinahe über die Bezeichnung der Verhältnisse (Pogromstimmung? Menschenjagd?) zerbrochen wäre. Etwas ist nicht erst ein Bürgerkrieg, wenn zwei Seiten einander bekämpfen. Es genügt die eine »Tat-Elite«, die ihn betreibt.

Wofür steht Chemnitz? Das Johlen, die enthemmte Atmosphäre einer jäh entflammbaren Wut? Wofür stehen die Menschen, die ohne ein Zeichen von Selbstbeherrschung mit ihrer Primitivität die Straße unsicher machen? Wofür steht das Grundgrummeln? Die dumpfe Aggression? Wofür steht der gerontologische Vulkan, der mit Krücken auf Kameraleute drischt, als handle es sich um einen ungehorsamen Hund? Waren die »Mahnwachen« für Deutsche vor dem Kanzleramt Ende 2016 noch armselige Versuche, die Straße zu erobern, so ist Chemnitz der Beweis dafür, dass die rechte Gehirnwäsche die Republik in Schutt und Asche legen *kann*.

Das Grölen, das »Haut ab!«, die Rufe »Das ist unser Land!« – es kann schnell kippen. Von einem Augenblick zum nächsten verwandeln sich Rechtsstaat und Demokratie in ein Tal, in dem Journalisten, Polizisten und AFD-Anhänger eingeschlossen waren. In Chemnitz wurden in einem Moment alle zu Eingeschlossenen. Gefangen in einem Kessel, aus dem es kein Entkommen gab. Die Schlinge zieht sich zu. Die Ausländer und Journalisten sind fällig. »Wir holen uns unser Land zurück!«, grölten die Rechten. Das sind keine leeren Drohungen. Das ist die Gebärde der Einschüchterung.

Der als »Trauermarsch« verkleidete, etwas ungezähmte Tiger der AFD in Chemnitz verübte einen Frontalangriff auf das Gewaltmonopol des Staates, den die überforderte sächsische Polizei nicht unter Kontrolle brachte. Vor den Augen der Journalisten, ja vor den Augen einer entsetzten Weltöffentlichkeit (»The Germans are back!«) führte die AFD ihren Bürgerkriegsapparat spazieren und spielte ein bisschen »Deutschland und Welt erschrecken«. Die Polizei konnte in diesen Tagen weder die Pressefreiheit noch das Recht auf körperliche Unversehrtheit angemessen sichern. Ein Aufmarsch, der gänzlich anders für Demokratie und Rechtsstaat ausgeht, ist nicht mehr weit entfernt.

Dass sich dieser inszenierte Testlauf in Chemnitz abspielte, ist kein Zufall. Dort wird nicht erst seit gestern von ganz unten nach ganz oben kleingeredet. Der Chef der Polizei hat eine lange Geschichte der Verlautbarungen, die mehr oder weniger offen seinen Unwillen bezeugen, den Schutz des Individuums oder der Pressefreiheit zu gewährleisten. Als gehirngewaschene Angstbürger in Clausnitz einen Flüchtlingsbus umzingelten und Kinder und ihre Mütter bedrohten, schlug er tatsächlich vor, gegen einen minderjährigen Flüchtling als »Unruhestifter« zu ermitteln. Neonazis hatten die Botschaft richtig verstanden: »Wir tun euch nichts.« Als wir im Rahmen der Aktion *Soko Chemnitz* die Akteure der rechten Szene ermittelten, versammelten sich gewaltbereite Neonazis vor unserem Büro in Chemnitz. Statt die Bedroher festzunehmen und die Bedrohten zu schützen, brach die Polizei unser Büro auf und entwendete das Mobiliar mit der Begründung, eine drohende Gefahr beseitigen zu müssen.

Der Chef des Inlandsgeheimdienstes wurde für seine verharmlosenden Worte in Sachen Chemnitz am Ende entlassen. Seine Beamten sahen da klarer. In einem vertraulichen Papier vom September 2018 heißt es, dass Chemnitz von den Schlüsselakteuren der braunen Szene »als Beleg für einen Stimmungswechsel in der Bevölkerung« gedeutet wird und sie sich ermutigt fühlen könnten, jetzt loszuschlagen. Aufrufe zum »Selbstschutz« seien sehr »ernst zu nehmen«.

Was ist das Problem einer staatsfeindlichen Organisation, die sich als Partei verkleidet, im Parlament? Es ist eines der Entwicklung. Am Anfang stehen lose staatsfeindliche Ziele. Aber es fehlen die Mittel, diese auszuarbeiten. Dass die AFD die Gewaltenteilung abschaffen muss, um gewisse ihrer Ziele zu erreichen, kann ihr erst die nach dem deutschen Parteienrecht zustehende Stiftung ausarbeiten. Experten behaupten des Öfteren, der Erfolg der AFD liege darin, dass die Partei eine klare gesellschaftliche Vision habe. Beim besten Willen kann ich weit und breit keine Klarheit erkennen. Aber um diese Klarheit und eine »Vision« zu erarbeiten, wurden bereits Thinktanks, Bibliotheken, Arbeitsgemeinschaften, ultranationalistische Studentenverbindungen, Gewerkschaften und Salons gegründet. Die Partei durchlebt eine Phase der Selbstvergewisserung. Es fehlt noch das Bewusstsein dafür, was der Fascismus auf seinem Mutterboden überhaupt wollen kann. Der politische Wille wird mit der Zeit wachsen. Dem Fascismus erwächst gerade erst das Bewusstsein seiner Möglichkeiten innerhalb demokratischer Gegebenheiten.

Stellen wir die Zeit vor. Was könnten die Ziele einer »konservativen Revolution« sein? Es wird um die Gewaltenteilung gehen. Um die Unabhängigkeit der Justiz. Um die Abschaffung der Presse-, Forschungs- und Kunstfreiheit, genau wie der parlamentarischen Kontrollen der Regierung. Philosophisch wird es um Antiindividualismus gehen. Der Individualismus wird der diskursive Hauptgegner sein, der zugunsten des Volkes weichen muss. Die Presse wird zwar nicht gleichgeschaltet, aber von den eigenen Lügen dominiert.

Die Machtkonzentration der Presselandschaft vereinfacht diesen Vorgang sehr (Springer und Dumont haben den Großteil ihrer Zeitungen verkauft; selbst die *Süddeutsche Zeitung* produziert plötzlich im »Mantel« mit einer Schweizer Verlagsgruppe).

Das Vierte Reich wird wissensfeindlich sein. Die Kunstfeindlichkeit der AFD ist durch unsere Aktionen bestens dokumentiert. Selbst ein Alexander Gauland bekennt sich durch das Zentrum für Politische Schönheit zur Verdammung der Nazis: »Das ZPS wendet Methoden der Nazis an! Die künstlerische Freiheit hört dort auf, wo die Freiheit anderer beeinträchtigt wird. Diese Grenze ist hier nicht nur erreicht, sie wurde meilenweit überschritten. Wer diesen totalitären und fanatischen Gesinnungsterror als Kunst verharmlost, handelt verantwortungslos. Hier muss der Rechtsstaat mit allen Mitteln einschreiten. Wehret den Anfängen!« Die AFD Thüringen gab nach der Errichtung des Holocaust-Mahnmals vor Höckes Haus dasselbe Bekenntnis ab: »Das ZPS verharmlost die Verbrechen von Hitler-Deutschland. Wissentlich. Vorsätzlich.«

Beim Einzug der NSDAP ins Parlament riefen die Zeitgenossen: »Der Reichstag wird SA-Kaserne!« Der Bundestag wird für die AFD genau das: eine Kaserne für braune Bürgerkriegstreiber. Der Verdächtige, der meinen Namen auf die Todesliste des »Hannibal«-Netzwerks setzte, arbeitet heute für den Bundestagsabgeordneten Jan Nolte. Er darf sich im Bundestag frei bewegen, ohne durch die Sicherheitskontrollen zu gehen. Die AFD beschäftigt eine dreistellige Zahl von Mitarbeitern, die die offene Gesellschaft ablehnen. *DIE ZEIT* spricht von einem »Nazi-Netzwerk« im Bundestag. Dieses Netzwerk wird von uns allen finanziert, was an den Ausspruch von Joseph Goebbels erinnert: »Wir werden Reichstagsabgeordnete, um die Weimarer Gesinnung mit ihrer eigenen Unterstützung lahmzulegen. Wenn die Demokratie so dumm ist, uns für diesen Bärendienst Freifahrkarten und Diäten zu geben, so ist das ihre eigene Sache. [...] Wir kommen nicht als Freunde, auch nicht als Neutrale. Wir kommen als Feinde!«

Warum gibt es im Parlament keine Mindeststandards in der Form, dass eine Person, die für eine Staatsanwaltschaft als terrorverdächtig galt, nicht unkontrolliert in den Bundestag kommen kann? Wir brauchen einen neuen Radikalenerlass. Wir können keine rechten Umtriebe im öffentlichen Dienst dulden. Es darf kein zweites Mal gelingen, die Demokratie mit ihren eigenen Mitteln abzuschaffen.

Aber Finanzierung war nie das Problem der harten Rechten. Die AFD erhielt Millionen Euro über dubiose Kanäle. Die hippen Jungrassisten besitzen ganze Liegenschaften. Wer die Geschichte kennt, weiß, dass Henry Ford Hitler in der Frühphase der NSDAP mit viel Geld unterstützte. Führende Kader gelangten nicht durch *Mein Kampf*, sondern durch Fords *Der internationale Jud*e zum Antisemitismus. Und viele Unternehmen öffneten ihre Geldbörsen. Nicht weil sie rassistisch waren, sondern wegen der Brandschutzversicherung. Bestürzt notieren die Autoren der *Weltbühne*, wie die Wirtschaft in den Fascismus investiert: »Wie man sich gegen Aufruhr oder Feuer versichert, kann man sich anscheinend auch gegen das ›Dritte Reich‹ versichern.« Sie spenden nicht aus Idealismus, sondern weil sie Gegenleistungen vorauskaufen.

Was geschieht mit denen, die keine solchen Fahrkarten ins Vierte Reich wollen? Andreas Kalbitz hat seine Vorstellungen zum inneren Feind bereits dargelegt: »Ich stelle mir vor, wir gründen so eine ›Never come back‹-Airline. [...] Und ich bin ganz sicher, wir kriegen den Flieger voll. Mit den Claudia Roths, den Cem Özdemirs, und wie sie alle heißen. Denn eines ist klar und unmissverständlich. Wer Deutschland nicht liebt, soll Deutschland verlassen.« Das Unangenehme am Fascismus ist, dass er seine Pläne vorher öffentlich verkündet und ihm keiner Glauben schenkt. Höcke hält ein »groß angelegtes Re-Migrationsprojekt« für erforderlich, »bei dem wird man, so fürchte ich, nicht um eine Politik der ›wohltemperierten Grausamkeit‹ [...] herumkommen«.

Für Höcke, der im *SPIEGEL* doziert, dass, wenn eine Person von einer Wespe gestochen wird, er »Mitleid mit ihnen« empfinde (»Wenn Sie aber die Wespe töten, empfinde ich Mitleid mit der Wespe.«), werden sich bei der Umsiedlung von Menschen »menschliche Härte und unschöne Szenen nicht immer vermeiden lassen«. Die Geschichte als Farce. Kalbitz wirkt äußerlich wie die Kopie einer der bekanntesten Figuren aus der nationalsozialistischen Mythologie. Aber

Höcke spricht die Sätze Heinrich Himmlers wirklich aus. Für Himmler war der Satz: »Die Juden müssen ausgerottet werden« in seinen »Posener Reden« für den, »der durchführen muß, was er fordert [...] das Allerhärteste und Schwerste, was es gibt«. Der Weg, so Himmler, »entweder zu roh zu werden, herzlos zu werden und menschliches Leben nicht mehr zu achten oder weich zu werden und durchzudrehen«, dieser Weg war für ihn »entsetzlich schmal«.

ÄCHTE!

Über den uralten Traum des Appeasements: Wir kommen dem Feind entgegen und er lässt von seiner rechtsradikalen Position ab – Warum das nicht funktioniert, Ächtung die Grenze zwischen demokratischem und demokratiefeindlichem Diskurs zieht, und was wir tun müssen, bevor es zu spät ist.

Die Dinge kommen sehen

In zehn Jahren Zentrum für Politische Schönheit habe ich die Mechanik des Dagegenankönnens kennengelernt. Wir verfügen über Möglichkeiten. Was den meisten fehlt, ist der Glaube an die eigene Wirkung. Aber welchen Sinn hat es, sie in Zweifel zu ziehen? Widerlege ich meine eigene Wirksamkeit, wenn ich nicht an meine Möglichkeiten glaube? Widerlege ich mich, wenn ich nicht an Taten von mir glaube? Niemand ist ohnmächtig. Jede und jeder kann *role model* werden.

Wir können gegen Selbstzweifel anglauben. Ich hätte keine der Aktionen, von der Beerdigung der Ertrunkenen über die Entlarvung der Eigentümer des Milliardenrüstungskonzerns Krauss-Maffei Wegmann bis zur politischen Erinnerung an den Holocaust in direkter Nachbarschaft zum modernen Rechtsextremismus mitkonzipieren können, wäre ich nicht davon überzeugt gewesen, damit etwas auszurichten. Das gesellschaftliche Klima kippt durch Einzelne. Im Guten wie im Schlechten. Ohne den Glauben geht es nicht. Es waren nur achtzig Menschen, die in Ostdeutschland Ende der 1980er-Jahre die erste demokratische Revolution anzettelten.

Wie entfalten wir Wirkung? Wie ermöglichen wir Handeln? Die Voraussetzung ist, daran zu glauben, dass wir etwas auslösen können. Es fällt leichter, wenn man sieht, wie wenige das überhaupt tun. Die Welt ändern. Jetzt. Hier und heute. Nicht nach dem Studium. Die meisten schrecken zurück. Sie scheuen, wenn sich nicht sofort alles ändert. Das oberste Gebot lautet, sich nicht ohnmächtig zu fühlen. Es gibt immer einen Weg.

Es gibt einen Weg. Gegen die Mächte der Kälte, Gleichgültigkeit, Bedeutungslosigkeit, Unmenschlichkeit und Zurückhaltung. Wir *können* die europäische Außenmauer einreißen. Wir *können* Kinder in Syrien retten. Wir *können* die Toten unserer Politik würdig bestatten. Wir *können* die Diktatur bekämpfen. Wir *können* den Fascismus terrorisieren. Wir können es nicht nur. Wir müssen es. Es ist unsere Pflicht, es zu tun. Es sind zum Verzweifeln wenige, die auf diesen Feldern kämpfen. Jede Unterstützung zählt. Bei der Verteidigung der offenen Gesellschaft geht es um jeden von uns.

Wie haben wir gelernt zu kämpfen? Wie lernen wir alle, viel robuster gegen den ohrenbetäubenden Lärm der Menschenfeindlichkeit vorzugehen? Wir haben alle schwer zu schaffen. Jeder von uns hat beruflich und privat alle Hände voll zu tun. Dennoch ist der Augenblick gekommen, für das *globale Gemeinwohl* einzustehen. Es gibt nicht nur ein Gemeinwohl dieses Landes. Es gibt die Menschheit. Wir müssen das Territorium des Idealismus zurückgewinnen. Die wenigsten wissen, wo es liegt. Wir müssen uns aus den Verpflichtungen und dem digitalen Alltag entstricken. Wir brauchen, um menschlich zu sein, die Zeit- und Ortlosigkeit. Denn darum geht es beim globalen Gemeinwohl: die Erschaffung einer zeit- und ortlosen Öffentlichkeit. Die Zeit bindet uns. Aber wir entfesseln Kräfte. Es ist der freie Geist. Jeder Mensch besitzt die geistige Kraft, sich von allem zu lösen, was ihn fesselt, und sich einmal zu fragen: Wofür würde ich sterben? Was will ich erreichen, wofür es sich zu sterben lohnt?

Was ich im Gespräch mit vielen bemerke, ist eine tiefe Ratlosigkeit. Sie fragen sich: Wer ist gemeint? Wen meinen meine Visionen? Wen meint mein Drang? Alle Menschen *sehen* Dinge. Alle Menschen denken: »Das geht nicht, dass das passiert! Warum sieht keiner, was da geschieht?« Mindestens ein Mensch sieht es – der, der sieht, dass es sonst keiner sieht. Und dieser Mensch wird von seinen Visionen auch gemeint. Es ist ein Trick. Wir besitzen einen Sinn, der uns hellsehen lässt. Aber die meisten delegieren das, was aus den Visionen folgen müsste, an andere. Entweder in Form von Wut, dass niemand etwas tut, oder in Form von Zuschriften an Journalisten, Politiker, NGOs. Viele erzählen das, was sie gesehen haben, weiter, damit andere etwas tun. Wenn die dann nicht handeln, überkommt sie der Groll auf die Untätigkeit anderer.

Wir müssen uns selbst als den entscheidenden Teil der Welt betrachten. Unsere Visionen finden immer einen Weg zu uns. Sie meinen uns! Sie täuschen sich nicht. Es steht uns nicht zu, die Dinge kommen zu sehen, uns aber nicht angesprochen zu fühlen. Die Dinge fragen uns. Sie fordern uns. Das Zentrum dieser Hellsichtigkeit dessen, was wir so hell sehen oder hören, sind wir. Wir können keine anderen Menschen auffordern, dieses oder jenes zu tun, wenn wir es selbst nicht zu tun bereit sind. Wir sind es, die es als Erste in die Hand nehmen müssen. Unsere Visionen meinen schon auch, dass wir selbst handeln sollen.

Kein Frieden mit der Vernichtung

Die Luft unserer Zeit verändert sich gerade. Die Finsternis der Demokratiefeinde wird größer. Wenn ich an den Schrebergärten vorbeifahre, zähle ich die demokratiefeindlichen Flaggen. Alle sehen sie. Jeder sieht das unheimliche Flaggenmeer aus Reichsdeutschen und Schwarz-Weiß-Rot mit Eisernem Kreuz wehen. Das republikfeindliche Merchandising ist in ganzen Landstrichen schon in der Mehrheit. Solange es in den Schrebergärten, keine zehn Kilometer vom Regierungsviertel entfernt, im Wind flattert, scheint das egal zu sein. Aber die Fahnen hingen einst versteckt im Wohnzimmer. Dann zogen sie in die Schrebergärten. Werden sie da bleiben?

Wir leben in Zeiten einer beschädigten Demokratie. Jeder darf Demokratie ganz legal beschädigen, abholzen. Alle glauben an natürliche Wiederaufforstungskräfte. Aber die Republik wird von der harten Rechten unter Druck gesetzt. Wie verhalten wir uns? Wie verhalten wir uns gegenüber diesen Angriffen?

Staaten gehen unter, weil sie nicht an die Ruchlosigkeit des Feindes glauben. Weil sie, wie Konrad Heiden es über den Aufstieg Hitlers ausdrückt, »mit der Treulosigkeit Verträge und mit der Vernichtung Frieden« schließen. Es wird darauf ankommen, keinen Frieden mit der Vernichtung zu schließen. Churchills Weigerung, mit Hitler zu verhandeln (geschweige denn mit ihm *zu reden*), war kriegsentscheidend. Es wird darauf ankommen, ungehalten zu sein. Wir brauchen keine Beschwichtigungen mehr. Die Lage ist ernst genug. Schluss mit der Geduld!

Über die Rechten wird gesagt: »Wir können sie ja nicht ausmerzen!« Dieses Denken ist sehr deutsch. Es hat eine gewisse Tradition, den Feind von seiner Ausmerzung her zu denken. Gibt es keine praktikable (End-)Lösung, lassen wir alle Hoffnungen fahren. Weil wir die Rechten nicht ermorden können, sollen sie tun können, was sie wollen? Haben wir mit dieser Strategie auch den islamistischen Terrorismus besiegt? Entweder können wir die Terroristen ermorden. Ansonsten sollen sie ihren Sprengstoff zusammenlöten?

Zurzeit finden wir uns mit Demokratiefeinden ab, weil sie »auch morgen noch unter uns« sein werden. Weil wir »auch morgen noch mit ihnen leben« müssen. Stimmt das? Sind sie »unter uns«? Oder kolonisieren sie die Ränder der Gesellschaft? Fühlen sie sich nicht erst bestärkt durch schwache Polizeipräsidenten und Politiker? Drückte die Republik sie nicht einst komplett an den Rand? Wer will *unter* rechtsextremen Selbstverschwörern leben?

Wir können die neuen Hitler-Bewunderer nicht »deportieren«, so heißt es dann. Nach der Logik müssten wir uns auch mit dem Drogenhandel abfinden. Weil wir Drogenhändler nicht einfach abknallen können, sollten wir mit ihrer Drogenschwemme klarkommen. Das sind tatsächlich unsere heute gültigen politischen Beschwichtigungsformeln. Niemand soll hier mit irgendetwas klarkommen. Der Rechtsextremismus gehört so verfolgt und aus der Gesellschaft ausgeschlossen wie Drogenkartelle.

Als wir dem Posterboy der Rechtsextremen, Björn Höcke, sein eigenes Holocaust-Mahnmal vor die Tür setzten, meinten viele, wir hätten das nicht tun, sondern ruhig sein sollen. Es sei nicht in Ordnung, auf dem Nachbargrundstück eines den Bürgerkrieg anzettelnden Landespolitikers (noch dazu »Fraktionsvorsitzenden«, wie es ehrfürchtig heißt) diesem das Holocaust-Mahnmal vor die Nase zu setzen. Wir hätten »schöne Kunst« machen sollen, statt zu provozieren.

Ich wurde in den letzten Jahren nicht gerade von den Unklügsten, den politisch Unbewanderten, den Unbegabtesten aufgefordert, die radikale Macht der Kunst nicht dafür zu missbrauchen, die berühmten »gesellschaftlichen Gräben« zu überwinden. Wir sollen denen die Hand reichen, die am liebsten Orden für die deutschen Wehrmachtsverbrecher austeilen würden. Der Fascismus weicht nicht von seiner Stelle. Er überwindet auch selbst diese ominösen Gräben nicht mit. Aber der Anspruch auf Wohlfühlkunst hat sich eingegraben.

Wenn jemand provoziert, dann der Geschichtszerfetzer Björn Höcke. Es ist auch nicht so, dass die Kunst überhaupt Gräben aushebt. Der Extremismus gräbt sich selbst eine Grube. Diese gesellschaftlichen Gräben sind wichtig. Unsere Pflicht ist vielleicht, am Rand Warnschilder zu errichten. Warum sind alle so beschäftigt, die Feinde der Demokratie zu besänftigen? Welchen Grund gibt es, die Anhänger des Rechtsextremismus nicht *wie jede andere Form der Kriminalität auch* zu behandeln?

Was wäre eigentlich los, wenn der Bundespräsident aufgebrachte Eltern davor warnte, die gesellschaftlichen Gräben zwischen sich und den Pädophilen unnötig zu vertiefen? Die leben auch morgen noch unter uns. Warum sieht niemand Pädophile für die Legalisierung ihrer Anschauungen demonstrieren? Weil es gesellschaftlich und juristisch nicht geht. Wir dulden einfach keine Kinderpornographie. Wir ahnden sie mit drastischsten Mitteln. Wer damit erwischt wird, wie der Bundestagsabgeordnete Sebastian Edathy, ist politisch und gesellschaftlich tot. Warum sollten wir mit totalitären Demokratiefeinden toleranter sein? Geht es da nicht um Kinder? Gefährden die Feinde den gesellschaftlichen Zusammenhalt etwa weniger als Pädophile oder Drogenhändler?

Das allmähliche Verschwinden der Ächtung des Rechtsextremismus ist das große Rätsel unserer Zeit. Der Anspruch, die Gegenseite erreichen zu wollen, wie extremistisch und treulos sie sein mag, ist allerdings selbst ziemlich extremistisch. Seit wann wollen wir Rechte erreichen? Was bringt es, mit ihnen zu reden? Warum wollen wir keine Drogenhändler erreichen? Warum reden wir nicht mit Pädophilen? Was meint erreichen eigentlich, wenn nicht den christlichen Traum des Bekehrens? Es handelt sich um *Unbekehrbare*. Wir können sie in ihren Gräben belassen oder einsperren, wenn sie tatsächlich die Dreistigkeit besitzen sollten hervorzukriechen. Es geht um Sein oder Nichtsein. *Rassismus ist – oder er ist nicht*.

Es gab eine Zeit vor der großen Einigkeit. Vor der großen Toleranz. Und es ist wichtig, dieser Zeit Denkmäler zu bauen. Denn früher wusste man, einen menschenrechts- oder verfassungskonformen Rassismus kann es nicht geben. Wer hätte vor zehn Jahren die »Sorgen« von Rassisten ernst genommen? Heute schließen wir mit der Treulosigkeit Verträge. Mich erinnert der Umgang mit Rechten an eine Geschichte, kurz bevor Hitler in Frankreich einfiel. Die französische Regierung wollte an der Westfront den Nazis ihre friedliche Gesinnung demonstrieren. Sie ließ Plakate mit der Aufschrift kleben: »Wir schießen nicht.« Die Nazis antworteten auf ihre Weise. Ihre Soldaten antworteten mit großen Lettern auf Plakaten: »Wir auch nicht!«

Es kann keine Verträge mit den Deserteuren der Demokratie geben. Es gibt kein Vertrauen in totalitäre Regime. Nie wieder Diktatur! Womit die harte Rechte uns in die Falle lockt, sind einzig unsere Hoffnungen. Die Hoffnung, dass es anstrengungslos ginge. Oder dass der Kampf wie Wolken an uns vorüberziehen möge. Dass unsere Generation nicht gemeint ist. Am Ende sitzen wir in diesen Zügen an die Westfront. Nicht nur zum Plakatekleben.

»Der Rechtsextremismus gehört zu Deutschland!«

Miteinander reden. Welch geniale Idee! Der Plan geht angesichts der steigenden Umfragewerte und Wahlsiege der AFD famos auf. Wir reden mit Rechten: in Parlamenten, Zeitungen und Dokus. Je länger wir mit ihnen reden, desto höher steigen ihre Werte. Die Ankündigung »Mit Rechten reden« artet in der Regel aus in ein: *Für Rechte reden*. Nehmen wir einmal an, im Jahre 2016 hätte ein Überlebender des Holocaust das Buch *Rechte bekämpfen!* veröffentlicht. Der Inhalt eine einzige Kriegserklärung. Das Buch der Stunde. Vom Feuilleton bejubelt. Stellen wir uns neben der Macht eines Einzelnen kurz vor, dass das Buch dieselbe unversöhnliche Stimmung gezündet hätte, was »Mit Rechten reden« an Rührseligkeit ausgelöst hat.

Landauf, landab reden alle mit Rechten. Steigen deren Werte jetzt, weil wir noch viel zu wenig mit ihnen reden? Sollen wir mehr mit ihnen reden? Von Hitler ist überliefert, dass er ein notorischer Vielredner war. Er redete die anderen Parteien in Grund und Boden. Das war sogar der Kern seiner Strategie. Den nächstbesten Dummen bei seinen Hoffnungen zu packen und in Sicherheit zu wiegen. So wurden Hitlers größte Verhandlungserfolge möglich. Er lullte seine Feinde in Versprechungen und Ankündigungen ein. Er machte ihnen nach allen Künsten Hoffnungen und schleuderte sie daran durch die Geschichte. Stalin kann ein Lied davon singen. Hitler besaß ein feines Gespür für die Hoffnungen der Menschen. Er versprach ihnen, was sie hören wollten. Am liebsten redete er über Frieden. Es ist einigermaßen schräg, nicht mehr zu wissen, wie viel mit Hitler geredet wurde. Dieser Mann redete wie ein Weltmeister mit, obwohl er vom politischen Programm her doch diktieren wollte.

Wer zehnmal hinfällt, sollte mit den therapeutischen Ideen brechen. Das Böse lässt sich nicht bannen, indem wir ihm zureden. Es stiehlt nur unsere Zeit. In den Geschichtsbüchern heißt die Warnung vor der Idee des Miteinanderredens *Appeasement*.

Churchill beboxte das *Appeasement* seiner Zeit mit echter Verachtung, die wir bitter nötig hätten: »Sie hatten die Wahl zwischen Krieg und Schande. Sie haben die Schande gewählt und werden den Krieg bekommen.« Chamberlain wollte das Gute. Er wollte den Frieden erhalten. Er wollte mit Hitler reden. Aber mit Hitler konnte er so viel reden, wie er wollte. Er bekam trotzdem den Krieg. Und als er ihn bekam, waren schon alle Ideale verraten. Auch wir haben heute etwas aufzuhalten. Nicht mit Gerede, sondern mit aller Entschlossenheit.

Wir denken bei der *Appeasement*-Politik nur an die Außenpolitik. Aber es gab sie gerade zu Beginn der 1930er, vor allem innenpolitisch.

Nachdem die harte Rechte die Straßen von Chemnitz erobert, die Staatsgewalt den Vorfall kleingeredet, vertuscht und legitimiert hat, hält der Bundespräsident an Weihnachten eine Rede. Ich erwartete einen kämpferischen Appell gegen Fascismus. Aber ich fiel fast vom Stuhl. Statt den gehirngewaschenen Gewaltbeschwörern den Krieg zu erklären, rief der oberste Mann im Staat zum Dialog auf: »Wir müssen wieder lernen zu streiten, ohne Schaum vorm Mund, und lernen, unsere Unterschiede auszuhalten.«

Was sollen wir denn jetzt lernen? Zu streiten? Was bedeutet es, »unsere« Unterschiede auszuhalten? Worin bestehen »unsere« Unterschiede? Die Rede war ein Meisterwerk des Ungefähren. Im »Schaum vorm Mund« lässt sich der 65-jährige erkennen, der in Chemnitz auf »diese verdammten Ausländer« einprügelt (und in seiner Not den nächstbesten Vertreter der »Lügenpresse« verkloppt). Oder auch der 50-jährige, sichtbar auf Drogen, der dem Polizisten an der Absperrung wünscht, seine Ehefrau und Kinder sollten »auch mal so vergewaltigt werden«.

Aber der Schaum klebt – das ist die Zweideutigkeit der Rede – an der Rasur der Gutmenschen, für den der Konservative »schon ein Nazi« sei. Das intellektuelle Problem versteckt sich nicht einmal: Verschwörungsdeutsche sind kein Unterschied. Wenn das Staatsoberhaupt die Staatsfeindlichkeit als »unsere Unterschiede« verharmlost und weihnachtlich vorzelebriert, dass es Demokratiefeindlichkeit »auszuhalten« gelte, ist das mehr als eine Zumutung.

Steinmeier wörtlich: »So sehr wir uns über andere ärgern oder sie uns gleich wegwünschen, eines gilt auch morgen noch: Wir alle gehören zu diesem Land – unabhängig von Herkunft oder Hautfarbe, von Lebensanschauung oder Lieblingsmannschaft.« Das ist wie immer höflich. Viele sehen in der Binse, dass sich Menschen mit magischem Denken nicht »wegwünschen« lassen, die Wahrheit getroffen. Ich hielt den Wink mit Herkunft und Hautfarbe zunächst aufrichtig für eindeutig. Bis ich bemerkte, dass er danach wieder zweideutig »Lebensanschauung« faselte! Was hat die Lebensanschauung dort verloren? Will der Bundespräsident wirklich die rechtsextreme Lebensanschauung mitmeinen? Falls ja, hätte der

Präsident der Bundesrepublik tatsächlich gesagt, dass der Rechtsextremismus zu Deutschland gehört.

Und das, nachdem die politische DNA der Erbstreitigkeiten um jeden Bundespräsidenten seit Jahren nur durchkaut, was zu Deutschland gehört – und was nicht: Islam, Burka, Flüchtling, Juden, Bikini. In der unseligen Tradition der Vorgänger verunglückt Steinmeier der Gedanke vollends. Sein Vorgänger Wulff deklamierte, dass der Islam zu Deutschland gehöre. Gauck wiegelte ab, dass die Flüchtlinge nicht so zu Deutschland gehörten. Und Steinmeier reiht sich mit der Lebensanschauung, die wir nicht mehr beachten sollen, genau hier ein. Nein, verweigerte Steinmeier sich: »Der Rechtsextremismus gehört nicht zu Deutschland! Das habe ich nie gesagt.« Das stimmt. Genau genommen sagt er, dass die Rechtsextremen zu Deutschland gehören. Es wird dadurch aber nicht richtiger. Der Nationalsozialist gehört, unabhängig von seiner hochideologischen Lebensanschauung, trotzdem nicht zu Deutschland.

Ich nenne diese Krankheit des Miteinanderredens Höflichkeitslähmung. Eine entschiedene Distanzierung von der Schlacht von Chemnitz sieht anders aus. Stattdessen foltert der Bundespräsident mit der ziemlich umstößlichen Wahrheit, dass nur wer streite, sich auch wieder vertragen könne. Menschen, die sich vom Streiten nicht erholt haben, die derart gekränkt sind, dass sie nie wieder ein Wort miteinander wechseln, scheint er nicht zu kennen. Was immer er mit dem Automatismus des Sichwiedervertragens in seiner Rede meine, es besteht aus blankem Hoffen. Ich sah an Weihnachten einen Mann, der sich selbst in den Schlaf singen wollte.

Die Überzeugung, dass Nazis »zu unserem Land« gehören, sprach dem Heer an ultrarechten Applaudierern aus der Seele. Der Kolumnist Jan Fleischhauer, der unaufgefordert gestand, Steinmeiers Partei keine Träne nachzuweinen, zitiert in Radiosendungen im allerhöchsten Einvernehmen »die Empfehlung des Bundespräsidenten«. Und trieb es dann mit dem Schlachtruf »Nazis rein!« noch weiter. Wie Feuer ohne den Sauerstoff erstickt, sollten wir dringend aufhören, mit Rechten im Gespräch zu bleiben.

Schließlich verwandelte sich der Bundespräsident in einen Propheten: »Was passiert, wenn Gesellschaften auseinanderdriften, wenn eine Seite mit der anderen kaum noch reden kann, ohne dass die Fetzen fliegen – das sehen wir in der Welt um uns herum. Wir haben brennende Barrikaden in Paris erlebt, tiefe politische Gräben in den USA, Sorgen in Großbritannien vor dem Brexit, Zerreißproben für Europa in Ungarn, Italien und anderswo.« Auch in Deutschland gäbe es »Ungewissheit«. Da »gibt es Ängste, gibt es Wut«. Wie bitte? Wieso reist der Bundespräsident für die benzingetränkten Flammen des Bürgerkriegs rhetorisch nach Paris, Amerika und England?

Die Funken wehen nicht zu uns herüber. In Chemnitz wütet mehr rassistisches Feuer als in ganz Frankreich. Was ist Chemnitz in seiner politischen Tragweite gegenüber der Bildfloskel von der brennenden Barrikade in Paris? Aus den Filmaufnahmen im aufgeheizten Hexenkessel von Chemnitz kann ich beim besten Willen niemanden mit »Ungewissheit« erkennen. Da dominiert der barbarische Ton der Einschüchterung. Da herrscht eine ostdeutsche Welt als Wille und Ausschreitung. Für den Bundespräsidenten ist das alles eine »Ungewissheit«. Er scheint Politik als Form der Selbsttherapie zu begreifen. Von seiner Ungewissheit heilt sich ein verurteilter und vorbestrafter professioneller Schlachter (Name mir bekannt) mit Hitlergrüßen und symbolischem Kehlendurchschneidens vor der Presse.

Dem Bundespräsidenten ist es entweder gelungen, das Jahr nicht zur Kenntnis zu nehmen, oder er leugnet mit, was geschehen ist. Es gab die brennenden Barrikaden. Nicht als Floskeln in Paris, sondern in der drittgrößten Stadt Ostdeutschlands. In einem hermetisch abgeriegelten Hort der Deutschlandhasser. Diese Vorstufe des Bürgerkriegapparates wird nicht dadurch verschwinden, dass wir lernen, ohne Schaum vor dem Mund zu streiten.

Zum Sound von Steinmeiers Rede passten die Schwarz-Weiß-Aufnahmen aus der Nacht des 9. November 1938 viel besser. Brennende Synagogen, zu Tode gehetzte Menschen. Und der Bundespräsident predigt drüber: »Aber wer gar nicht spricht und erst recht nicht zuhört, kommt Lösungen kein Stück näher. Sprachlosigkeit heißt Stillstand!«

Nun mag man einwenden, der Mann sei Bundespräsident und kein Denker. Aber er verkörpert *par excellence* das Problem einer gelähmten SPD, die seit zehn Jahren den Willen nicht findet, eine schlagkräftige Agenda zu formulieren, die das Leben von Menschen besser macht. Das Geheimnis hinter dem Niedergang der SPD ist der Aufstieg politikfremder Akteure wie Frank-Walter Steinmeier. Gestalten, denen es gelungen ist, sich in keiner einzigen demokratischen Wahl zu bewähren. Steinmeier ist Präsident. Aber er hat sonst keine Wahl gewonnen (und die war durch die Große Koalition wie immer sicher).

Ich halte das für die untergründige Ursache der sozialdemokratischen Erosion: Ihre sichtbaren Schlüsselstellen sind seit zehn Jahren fest in der Hand von Politikfremden, die sich in keiner Wahl bewährt haben. Postengeschachere. Filz, ja. Durch Parteiräson oder Klüngelei nach ganz oben gekommen. Aber die Feuerprobe demokratischer Wahlen haben sie nie bestanden. Diese Funktionärskaste hat der SPD am meisten geschadet. Die Liste der Nie-eine-Wahl-Gewinner ist erschreckend lang: Maas, Steinmeier, Barley, Schwesig, Nahles, Schulz. Statt die neue Schicht der Dienstleistungsgesellschaft zu vertreten – die Programmierer, Coaches, Grafiker, Künstler, Intellektuellen und Flüchtlingshelfer –, inszeniert die SPD sich weiter als Arbeiterpartei für Kohlekumpels, die es gar nicht mehr gibt. Die Sozialdemokratie ist für eine Klientel da, die es nur im Reich der Fiktion gibt.

Statt sich zu den Schutzbedürftigen mit Humanität und Solidarität zu bekennen, duckt sie sich weg. Statt gegen die Politik der harten Hand zu protestieren, trägt die Partei mit, was der CDU an »Auffanglagern« und »Asyltourismus« einfällt. Auf dem Höhepunkt der Flüchtlingsfeindlichkeit springt die SPD auf den Zug, die Jagd nach den »Russlanddeutschen«, auf und lässt sich allen Ernstes ein kyrillisches Logo anfertigen. Statt die Seenotretter zu stützen, versuchte die Parteispitze es lieber bei der Kernwählerschaft der AFD.

Wohin mit Steinmeiers politikfremder Botschaft? Just in der Zeit, in der die harte Rechte das öffentliche Leben wieder mit Pogromstimmungen verheert, ist dem Bundespräsidenten die Tugend des Miteinanders eingefallen. Seine Redenschreiber kaufen auch nur zu. Der letzte Deutungsschrei auf dem Meinungsmarkt ist hegelianisch. Es gehe um Anerkennung! Im Osten breche ein Bürgerkrieg aufgrund versagter Anerkennung los. Aber Anerkennung ist nichts Instrumentelles. Dem Kurzzeit-Hegelianer im Präsidialamt sei gesagt, dass es gerade darum geht, keinen Millimeter Anerkennung zu zollen für verpasste Aufklärung, Opferstolz (Dresden) oder die Relativierung des Holocaust.

Die Bürgerkriegstreiber nach Chemnitz mit Anerkennung zuzuschütten, weil irgendwer meint, dass es Ostdeutschen daran mangele, trägt die Signatur genau jener Verachtung, die man eigentlich bekämpfen will. Steinmeier sollte den Menschen von Chemnitz in die Augen schauen. Dann weiß er, was nötig ist: *eine Null-Toleranz-Politik!* Während auf der anderen Seite des Atlantiks eine zierliche, bescheidene Madeleine Albright ihr Buch *Fascism* nennt, wünscht sich das deutsche Staatsoberhaupt an Weihnachten von seinen Bürgern: »Sprechen Sie mit Menschen, die nicht Ihrer Meinung sind. [...] Sprechen Sie ganz bewusst mal mit jemandem, über den Sie vielleicht schon eine Meinung haben, mit dem Sie aber sonst kein Wort gewechselt hätten.«

Steinmeier ist von der Ruchlosigkeit des Feindes nicht zu überzeugen. Die Rede ist ein Musterbeispiel der politischen Instinktlosigkeit. Er hätte Klartext reden sollen: Der Bundespräsident wünscht sich, dass wir auf die rechten Gesellschaftshasser mehr Rücksicht nehmen. Wir können sie nicht aus dem Land werfen. Die Fascisten gehören zu Deutschland. Und: »Ich habe lange darüber gebrütet, für welchen Satz ich in die Geschichte eingehen möchte. Ich diktiere: Nicht der Islam, die Rechtsextremisten gehören zu Deutschland!«

Da sind sie wieder, die Leisetreter. Aber Fascismus ist etwas, das wir erschlagen, weil es sonst uns erschlägt. Churchill gelingt es, im allerletzten Moment seine Gesellschaft das Fürchten zu lehren. Der Fascismus ist zu fürchten. Nach allem, was wir von ihm wissen, ist er die höchste Form der Dämonie. Jeder Versuch, sich auf ihn einzulassen, mit ihm zu spielen, zu reden, zu verhandeln oder gar zu koalieren, schwächt Demokratie.

Müssen wir uns mit Rechtsextremismus auseinandersetzen? Was wissen wir denn über den Islamismus? Warum gehen wir nicht auf die Islamisten zu? Wenn wir sie respektvoll behandelten und mit ihnen stritten, würden sich islamistische Terroristen dann mit uns vertragen? Wehret den Anfängen. Wir üben viel zu viel Nachsicht. Wir müssen Unversöhnlichkeit mit dem Feind lernen. Die Rechten haben vielleicht etwas gutzumachen, aber nicht die Demokraten. Die Einzigen, die ausgezeichnet mit Rechten reden könnten und sollten, sind Historiker. Den Rechtsextremismus zu besänftigen, statt ihn zu zerschmettern, so resümiert Carl von Ossietzky im März 1932 in der *Weltbühne*, ist der Boden, auf dem »das Hitlertum so üppig gedeihen konnte«.

Was tun?

Warum gibt es diese Zurückhaltung gegenüber den Rechten? Die größte Aufgabe unserer Zeit besteht darin, die Zurückhaltung aufzugeben, weil sie uns genau dahin geführt hat, wo wir heute stehen. Was muss zu Bruch gehen, damit diese Toleranz endet? Wir können uns nicht zurückhalten. Schon unserer Ideale, des Humanismus wegen. Unserer Generation obliegt es, sich für die Demokratie zu wehren.

Wir behandeln die Rechtsextremen mit einer chinesisch anmutenden Höflichkeit. Warum schonen wir sie? Warum tolerieren wir sie? Warum schließen wir sie nicht aus? Was soll die Vorsicht? Wir wollen uns die Hände nicht schmutzig machen. *Appeaser* gefallen sich in der Rolle des Großmütigen. Aber Toleranz braucht Macht und Mittel. Wir täuschen uns über den Umfang und die Wirkung unserer Macht. In Wahrheit müssen wir uns leisten, intolerant zu werden. Wir müssen betroffener sein von Rassismus.

Warum reagieren wir nur derart lasch auf die undeutsche gesellschaftsfeindliche Terrorbande? Es ist weder tolerant noch demokratisch, die Machenschaften der Demokratiefeinde zu dulden. Wir verlieren den Kampf gegen Rechts seit drei Jahren. Wir verlieren ihn Tag für Tag. Wir führen ihn aber auch gar nicht. Wir wollen mit diesen Vorkriegsdeutschen fertigwerden. In Wirklichkeit werden sie mit uns fertig. Wir können dem Kampf nicht entkommen. Er wird uns hinterherlaufen und finden.

Es mag schön erscheinen, täglich dieselbe Pille zu schlucken. Aber wenn das, was damit kuriert werden soll, immer üppiger gedeiht, könnte es an der falschen Medizin liegen. Was die Demokratie braucht, ist eine entschiedenere Abwehr. Aus der Geschichte wissen wir, wohin die Politik der Toleranz mit dem Rechtsextremismus *innenpolitisch* führte. Ein Autor der *Weltbühne* schreibt nach den letzten freien Wahlen von 1932: »In der Zeit der Tolerierungspolitik haben wir das außerordentlich starke Wachsen der Nazis auf der einen Seite, den ständigen Wahlverlust der Sozialdemokratie auf der andern Seite.« Das klingt verdächtig nach der Gegenwart.

Die Phase des Meinungsstreites neigt sich dem Ende zu. Aber was kommt danach? Welche Handlungsmöglichkeiten bleiben uns? Wir müssen etwas Neues probieren. Was wir mit dem Zentrum für Politische Schönheit seit zehn Jahren ausprobieren, ist der *aggressive Humanismus*. Damit ist eine unängstliche, hartnäckige, fordernde und kompromisslose Form des Humanismus gemeint. Im Kern geht es dabei um etwas, das in aller Munde ist, aber kaum einer mit Taten füllt: die wehrhafte Demokratie.

Hitler redet zwar, wie bereits gesagt, 1932 von Ariern und vom Volk. Aber bis 1932 ist er *Staatenloser*. Hitler tritt als Reichspräsidentschaftskandidat an. Er lässt sich für die Wahlen registrieren. Er ist Kandidat für das oberste Staatsamt und hat nicht die deutsche Staatsbürgerschaft. Was wäre geschehen, hätte die Regierung den staatenlosen Hitler im Januar 1932 einfach abgeschoben? Hitler hatte stets Angst davor. Der Ausländer Hitler wurde ja frühzeitig in Deutschland kriminell. Er macht – von heute aus gesehen – in politischem Terrorismus. Er sammelt Waffen und Kalifatanhänger für ein »Drittes Reich«. 1923 versucht er sogar mit Waffen die bayerische Landesregierung zu stürzen. Keine unkritische Straftat für einen Ausländer.

Es wäre die schärfste Waffe gegen den Fascismus gewesen, Hitler für seine Straftaten auszuweisen. Welche realen Konsequenzen hatte der Putsch von 1923? Hitler erhielt Auftrittsverbot. Als Reichstagspräsident setzt sich Paul Löbe 1928 beim preußischen Innenminister dafür ein, dass der *Warlord* wieder öffentlich auftreten und reden kann. Der Innenminister Preußens notiert an den Rand der

Bitte: »Es läßt sich in einem demokratischen Staat nicht verantworten, daß sie [die Redeerlaubnis] ihm vorenthalten wird.« – Einzig sein hellsichtiger Referent antwortet mit der gebotenen Geistesgegenwart: »Ich bitte, die Anweisung zurückzunehmen. Wir haben genug Idioten im eigenen Lande und brauchen sie uns nicht von auswärts zu importieren!«

Was wäre geschehen, hätte die Regierung damals alle Mittel ausgereizt und Hitler ausgewiesen? Oder die wichtigste Einnahmequelle der jungen Bewegung verboten, den *Völkischen Beobachter*? Mit der viel beschworenen Kraft der Nationalsozialisten war es bis zur Machtergreifung nie weit her. Ein mehrwöchiges Verbot der Zeitung hätte die Partei in die Insolvenz getrieben.

Der Katalog der möglichen Sofortmaßnahmen ist heute nicht kleiner. Warum werden die rechten Demonstrationen nicht unverzüglich aufgelöst, wenn die ersten Gesetzesbrüche (Hitlergrüße!) sichtbar werden? Warum wurden in Chemnitz die Wasserwerfer nicht eingesetzt? Warum sind die Hooligans nicht klatschnass den Heimweg angetreten? Warum stellte sich die Bundesregierung nicht entschlossen auf die Seite der Opfer? 2016 überfielen 200 gehirngewaschene Hooligans einen linken Stadtteil in Leipzig (wir erinnern uns an die Provokationsstrategie der SA), um alles kleinzutreten. Der Überfall war lange geplant. Warum zeigt sich die Bundespolitik nicht an der Seite der Überfallenen?

Warum gibt es keinen Radikalenerlass, der staatsfeindlichen Mitarbeitern der AFD den Zutritt zum Parlament verwehrt? Warum gibt es keine Hausverbote für Rechtsextreme bei öffentlichen Konzerten, Fußballspielen, auf Campingplätzen? Überhaupt die Bundesliga. Welche Form der Demokratiefeindlichkeit wird da gesellschaftlich durch die Glorifizierung des Fußballs in den letzten zehn Jahren herangezüchtet? Wo bleiben die Stadionverbote?

Der Kampf um die Menschenrechte, auf denen die deutsche Verfassung beruht, ist von der Politik an den zivilgesellschaftlichen Sektor wegdelegiert worden. Auch wenn Jan Böhmermann es humoristisch verkleidet, die Bundesregierung hat nach seinem »Schmähgedicht« nicht so reagiert, wie es zu erwarten gewesen wäre: »Die Bundeskanzlerin darf nicht wackeln, wenn es um Freiheit und

Menschenrechte geht. Doch stattdessen hat sie mich filetiert, einem nervenkranken Despoten zum Tee serviert und einen deutschen Ai Weiwei aus mir gemacht.« Da ist etwas dran.

Viele Zeitgenossen wollen bei den Menschenrechten nicht kämpfen, sondern zaubern. Sie wollen mittels Hashtags Millionenbewegungen erschaffen. Aber diese Mühen versanden in der digitalen Sphäre. Unsere Mittel sind nicht nur erschreckend öde, sie beruhigen auch nur das *juste milieu*. Demonstrationen, Mahnwachen, Lichterketten, Online-Petitionen, Twitter-Hashtags oder Eiskübel-Videos müssen wir lernen zu fürchten. Sie sind die Pest. Sie sind nicht ernst gemeint. »Wenn überhaupt in ihnen ein Pulsschlag klopft«, schreibt Ruth Andreas-Friedrich, »dann höchstens der eines Hasenherzens.« Ein Hasenherz-Hashtag auf Twitter kann nicht das Ende unserer Wehrhaftigkeit sein.

Der Kampf um Menschenrechte ist bei den Nichtregierungsorganisationen in keinen guten Händen. Er wird dort viel zu lasch geführt. Die öffentliche Einflusslosigkeit von NGOs wie »Amnesty International« oder »Pro Asyl« ist einfach nur erschreckend. Lassen wir uns etwas einfallen. Der Kampf gegen den rechten Deutschlandhass ist ein Kampf um Symbole. Es reicht mitunter, sich seine Anführer zu schnappen und wie ein Gnu vor den Augen seiner entsetzten Kumpane zu zerfleischen. Das haben wir mit Höcke gemacht. Schließen wir uns zusammen. Verteidigen wir die Menschheit. Verweigern wir Steuerzahlungen. Besetzen wir Nachrichtensender. Machen wir Stress!

Donnerstags für die Demokratie?

Nach dem Mord an Walter Lübcke forderte Außenminister Heiko Maas die Öffentlichkeit per Gastbeitrag in der *BILD*-Zeitung zu Massendemonstrationen auf. Zuerst könnte man denken: Das ist doch richtig. Der Außenminister hört sich im Ausland um und wird gefragt: »Du, warum gibt es in deinem Land keine Demonstrationen, nachdem ein Politiker erschossen wird? Warum steht bei den Deutschen jetzt nicht alles kopf?« Die ganz einfache Antwort lautet:

weil Demos etwas »Sechziger« sind und selbst für einen Blinden erkennbar ist, dass gerade alles kopfsteht.

Maas wollte die Bevölkerung mobilisieren. Aber Demos im politischen Berlin sind meiner Auffassung nach nicht das Mittel der Wahl, um den Fascismus zu bekämpfen. Bei der »Unteilbar«-Demonstration am 13. Oktober 2018 liefen über 250 000 Menschen mit. Viele setzten in den Wochen darauf große Hoffnungen in den Protest, den sie als eine »Machtdemonstration« verstanden. Was hat er bewirkt? Und: Was genau sollten wöchentliche Demos gegen rechts bewirken? Laut Heiko Maas sollen wir zeigen, dass wir »mehr sind als die Rechtsradikalen, die Antisemiten, die Spalter«. Das ist der Kern eines sehr problematischen Verständnisses von Straßenprotesten: zeigen, dass »wir« mehr sind. Damit liefert man die Demokratie dem Ergebnis einer öffentlich einsehbaren Mengenlehre aus. Wenn es der humanistisch gesinnten Öffentlichkeit nicht gelingt, 100 000 Menschen auf die Straße zu bringen, heißt das aber nicht, dass sich niemand für Demokratie interessiert, sondern nur dass die Aktionsform langweilig, antiquiert und phantasielos ist.

Politiker verstehen Demos erschreckend oft als »Machtdemonstration«. Das war vor zehn Jahren nicht anders. Als wir die ersten Aktionen zu den Kriegen und Krisen in Bosnien, Kongo und Sudan begannen und im Bundestag nachfragten, warum nichts geschieht, hieß es damals: »Wenn ihr eine Demo macht, dann können wir vielleicht was tun.« Im Auswärtigen Amt scheint ein Land wie Somalia als Karrierekiller zu gelten. Wer sich da zu weit aus dem Fenster lehnt, ohne dass draußen eine Machtdemonstration wartet, landet unsanft.

Die Aufregung über die Ermordung von Walter Lübcke ist in der Presse, in den Cafés und in den sozialen Netzwerken riesig. Selbst die Unruhe auf Facebook dürfte im Ausland mehr Eindruck machen als die schwankende Teilnehmerzahl einer wöchentlichen Demonstration, die dem Außenminister ein demokratisches Volk bescheinigen soll. Was bedeutet es eigentlich, wenn sich auf die Demokratiedemos nur ein Dutzend Menschen verirren? Demokratischer Rückhalt ist nicht an die Mengenlehre gekoppelt. Der Wunsch nach

Veränderung hat mit der Anzahl Köpfe auf der Straße herzlich wenig zu tun.

Der Aufruf eines Mitglieds der Bundesregierung gerät aus einem anderen Grund zur Zumutung: wegen der absichtlichen Gleichsetzung mit *Fridays for Future* (bei Maas: »Donnerstag für Demokratie«). Die Klimaproteste setzen die Regierung unter Druck. Hätte ein Mitglied der Bundesregierung im vergangenen Herbst zu Klimaprotesten aufgerufen, hätten alle laut gelacht. Warum? Weil eine Ministerin oder ein Minister viel bessere Möglichkeiten hat, die eigene Regierung unter Druck zu setzen. Sie oder er verfügt über sämtliche Telefonnummern, kann Allianzen schmieden, die Kanzlerin erpressen, zurücktreten oder alle Entscheidungen sabotieren, damit das, was an Klimapolitik beschlossen wurde, auch umgesetzt wird. Es bringt ja nichts, Zwei-Grad-Ziele abzunicken und dann nichts zu tun.

Die neue Führungsspitze der CDU, der Partei des erschossenen Lübcke, hat bis heute nicht die richtigen Worte gefunden. Paul Ziemiak twitterte, wie man hörte, munter weiter über das Rezo-Video, als hätte ihn das schwerer traumatisiert als die Hinrichtung seines Parteifreundes. Viele Deradikalisierungsmaßnahmen sollen in Zukunft kein Geld mehr erhalten. Das Nazi-Aussteigerprogramm »Exit« sieht sich vor dem Aus. An vielen Schulen findet kein Politikunterricht statt. Da könnte Maas mal nachfragen, was los ist.

Aber nein, als Mitglied der Regierung ruft er die Öffentlichkeit zu Protesten auf, damit die Bundesregierung etwas tut, das eine reine Selbstverständlichkeit wäre: konsequent gegen Rechtsextremismus vorzugehen. Es ist tatsächlich unklar, warum seit drei Jahren nichts geschieht: die Rechten von der Finanzierung abschneiden (»Uniter«), das Finanzamt in Ostritz bei Nazi-Festspielen vorschicken oder Polizei, Staatsanwaltschaften und Verfassungsschutz entnazifizieren.

Wenn eine Regierung die eigene Bevölkerung zu »Demos« aufruft, damit sie selbst endlich handelt, dann läuft etwas verdammt schief. Aber mehr noch, begeben wir uns mental dorthin, wo die Sorgen des Außenministers herstammten: ins Ausland. Denkt »das

Ausland«, wie Politiker eine Gemeinschaft aus 193 Staaten gerne abkürzen, tatsächlich so plump: Wenn ein Volk nicht auf der Straße ist, dann erklärt es sich mit dem Fascismus und dem Mord an Walter Lübcke einverstanden? Dann gute Nacht. Maas dürfte einer Einzelmeinung aufgesessen sein, einer ziemlich bescheuerten. Dass ein Mitglied der Bundesregierung vor seine Bevölkerung tritt und ruft: Jetzt macht mal und demonstriert, am besten donnerstags, ist an Verachtung der Kraft des Einzelnen nicht zu überbieten. Wir können alle viel mehr und Besseres tun. Allen voran Heiko Maas.

Die Regierung ist nicht dazu da, der Zivilgesellschaft Beine zu machen. Das Letzte, was wir jetzt tun sollten, wäre, jeden Donnerstag für die Demokratie auf der Straße zu demonstrieren. Man sieht doch, was die Regierung tut, weil Schüler freitags protestieren. Absolut nichts. Nicht, dass da nicht allmählich etwas ziemlich Großes (und Grünes) in Gang käme, aber die Zeit haben wir gar nicht. Wenn wir jetzt jahrelang auf der Straße herumstehen, übernehmen die Fascisten in der Zeit die Macht. Da gibt es bessere Mittel.

Mir ist auch unbegreiflich, warum dem Aufruf der Journalistin Anja Reschke im August 2015 für einen »Aufstand der Anständigen« niemand folgte. Allerdings hatte das Zentrum für Politische Schönheit keine sechs Wochen zuvor einen »Marsch der Entschlossenen« veranstaltet. Politische Beobachter zeigten sich erstaunt, dass nach wenigen Tagen über 10 000 Menschen den Weg ins Regierungsviertel fanden (ohne gewohnte Bündnisse und Vorankündigungen). Der Aufstand mündete in einen seltenen Akt des zivilen Ungehorsams: Die Entschlossenen verwandelten die Reichstagswiese symbolisch in einen Friedhof für die ertrunkenen Flüchtlinge. Es gab 91 Verhaftungen. Debatten entbrannten. Die Wiese musste umfassend saniert werden. Man kann sich das von heute aus gar nicht mehr vorstellen: Aber im Juni 2015, kurz vor der erfolgreichsten Bürgerbewegung nach dem ersten Mauerfall, hatte die Regierung Angst vor einem »Linksruck«.

Wenn Heiko Maas seine Demo bekommen möchte, bitte schön, sie wird für seine Regierung nicht vorteilhaft aussehen. Lasst sie uns »Nazis raus!« nennen. Lasst uns den Finger in die Wunde legen, dass der Verfassungsschutz über die sogenannten V-Männer für die Finanzierung und Organisation politisch rechter Gewalt verantwortlich ist. Reichen wir seinen Etat (über 300 Millionen Euro) an den investigativen Journalismus und Recherchekollektive wie »Exit«, »Recherche Nord«, »Endstation Rechts« oder »Der rechte Rand« weiter. Lasst uns gar nicht lange fackeln.

Was sollen wir uns da jetzt donnerstags treffen? Wir besetzen das Innenministerium, bis der Verfassungsschutz aufgelöst ist. Oder: Wir veranstalten eine »Unsicherheitsdemo« – statt die eigene Macht mit möglichst viel Menschenmasse zu demonstrieren (was ein eher problematisches Verständnis der Funktion der Öffentlichkeit verrät), demonstrieren wir die eigene Unsicherheit: Wir fühlen uns nicht mehr sicher! Hier ist nichts und niemand mehr sicher, wenn ein Repräsentant des Staates in seinem eigenen Garten aus nächster Nähe erschossen wird und dann erst einmal wochenlang Friedhofsruhe herrscht. Da ist die Ermordung von Journalisten und Künstlern nur eine Frage der Zeit. Übrigens, schützen müsste uns die Bundesregierung.

Ich will mich bei der Bekämpfung des Rechtsextremismus nicht gegen Straßenproteste aussprechen. Gerade in den rechten Hochburgen sind sie lokal enorm wichtig. Ich bin vielleicht der Erste, der eine Demo im Berliner Regierungsviertel organisieren wird. Aber sicherlich nicht auf Geheiß einer Regierung, die jede Aufklärung des NSU behinderte und jedes Mal still, schweigend und tatenlos zugesehen hat, wie andere die Akten schredderten oder für 120 Jahre wegsperrten. Wer hier die Demokratie schützen muss, ist die eigentliche Frage.

Die Flussläufe der Gesellschaftsfähigkeit

Wer die Diskursmacht der Rechten analysiert, tut gut daran damit zu enden, dass die AFD die »Grenzen des Sagbaren« nach rechts verschiebe. Die Behauptung, dass die Pfeiler des Sagbaren immer weiter nach rechts gerückt wären, degradiert jene, die den Kern einer Gesellschaft ausmachen, zu passiven Objekten. Dieser Tage wird keine Grenze verschoben, sondern wir sind Akteure, die daran mitwirken, dass alles – bis hin zu Rassismus und Antisemitismus – ungehindert wütet. Es gibt keine Freiheit des Rassismus, wie es eine Freiheit der Presse gibt. Die Verfassung will keinen freien Rassismus, wie sie ihr Interesse an einer freien Kunst erklärt.

Im Großen und Ganzen mutet das Gefasel der AFD dilettantisch, unpointiert und erbärmlich an. In seiner Aschermittwochsrede war Poggenburg, der von Viehtreibern stammelte, nicht radikal, sondern vielleicht einfach nur besoffen. Auch von Höcke hatten die Zuschauer mehr erwartet als die ewig gleichen Nibelungentreueschwüre auf Pegida. »Watzke 2« hatte ein Fan vor Höckes Auftritt frohlockt. Eine Anspielung auf das Brauhaus in Dresden, in dem Höcke seine Ansichten zum Holocaust einer ähnlich hungrigen Menschenmenge vorgetragen hatte. Angekündigt war die Rede als »Zeitenwende«. Daraus wurde nichts. Die Agenturmeldungen konnten den unkonzentrierten Fürsten einer »Tat-Elite« einzig mit dem Satz zitieren: »Wir wollen keine Einwanderung!«

Dem Regisseur Falk Richter gelang vor einigen Jahren an der Schaubühne ein bedeutendes Theaterstück gegen die AFD. Im Niedergang fragt sein Stück *Fear* in unzähligen Anläufen, wie es möglich wäre, das längst tote Denken noch einmal zu töten. Es ist die Zuschreibung der Macht angesichts der armseligen Kernlehre, die misstrauisch machen sollte. Als könnte Friedhofsdenken überhaupt eine demokratische Gesellschaft vor sich hertreiben. Demokratien sind nicht wehrlos. Es ist wichtig zu verstehen, wie entscheidend wir alle für diese Gesellschaft sind. Gerade die, die sich angesichts der globalen Renaissance des Totalitarismus machtlos fühlen, wirken durch ihr Nichthandeln.

Was ist das, unser Beitrag zur Großentfesselung der Gesellschaft, wo sogar der Antisemitismus dank rappender Verschwörungstheoretiker unter den Jüngeren wieder »in« wird? Nun. Die Grenzen des demokratischen Diskurses sind fest gemauert. Sie lassen sich gar nicht »verschieben«. Weder von Rassisten noch von Holocaust-Leugnern. Eine Aussage liegt entweder innerhalb des demokratischen Diskurses oder außerhalb. Auch wenn Antisemiten vielleicht in einer Demokratie leben, sind ihre menschenverachtenden Äußerungen gerade *nicht* Teil des demokratischen Diskurses. Diese Einsicht ist gewaltig ins Wanken geraten. Die Floskel der »Grenzen des Sagbaren« mystifiziert diesen Tatbestand unnötig.

Jede Tugend braucht ihren Homer, der sie besingt. Ich möchte deshalb zuletzt das Lied anstimmen auf die *Ächtung*. Rassismus ist kein Bestandteil des demokratischen Diskurses. Der Feinstaub rassistischer Vorurteile vergiftet die Demokratie. Die wehrhafte Demokratie ist nicht dadurch charakterisiert, sämtliche Meinungen zuzulassen, wie viel zu viele glauben. Die wehrhafte Demokratie drängt oder kämpft antidemokratisches Gedankengut zurück. Sie verdammt, boykottiert und brandmarkt es.

Den Gründern der verfassungsfeindlichen Organisationen »Identitäre Bewegung« oder »Pegida« gelingt es seit geraumer Zeit nicht, nach Großbritannien einzureisen. Die Briten verweigern sich hartnäckig den neuesten Spielarten des kontinentalen Rassismus. Die Grenzpolizisten verhaften ihre Wortführer trotz mehrfacher Einreiseversuche und zwingen sie wieder zur Ausreise. Jedes einzelne Mal. Die Fürsten des braunen Gedankenfriedhofs wollen an der *Speakers' Corner* »nur« ihre Meinung sagen, abfilmen und ins Internet stellen. Aber die Briten lassen das gerade nicht zu. Das mag man für undemokratisch halten. Aber selten war ein Schritt so angemessen. Die Meinung von Lutz Bachmann und Co. wird klar und deutlich als exterritorial zur Demokratie ausgegrenzt und gar nicht erst eingelassen. Nirgends ist dieser Kampf besser aufgehoben als an der *Speakers' Corner*, dem Sinnbild für die demokratische Redefreiheit.

Es geht nicht darum, dass heute Dinge gesagt werden, die früher nicht gesagt wurden. In einer Demokratie kann schon lange alles gesagt werden. Es geht darum, dass Dinge gesagt werden, die früher geächtet wurden! Wir erkennen das Gegenüber des demokratischen Diskurses heute nicht mehr als Gegenüber, sondern halten es für den Teil eines demokratischen Gedankenaustauschs. Rassismus und Menschenverachtung, Hetze gegen Intellektuelle, Journalisten, Juden oder Muslime sind aber keine Grundpfeiler der Demokratie.

Seit einiger Zeit schon werden rechtsextreme Brandfackeln in die

Herzkammern des demokratischen Diskurses geworfen, ohne dass sich irgendjemand darüber aufregen würde. Die sehr alten Rechten können nun wahrlich nichts dafür, dass sie nicht geächtet und ausgeschlossen werden.

Wie sicher die Gewissheit ist, dass Antisemitismus keinen Anspruch auf Achtung im demokratischen Diskurs erheben kann, dafür haben wir einen Maßstab. Über ein halbes Jahr tobte 2002 in Deutschland die »Möllemann-Affäre«. Es war *der* Skandal schlechthin. Was war geschehen? Der Politiker Jürgen Möllemann hatte ein antisemitisches Flugblatt in großer Auflage im Wahlkampf verteilt. Fortan erklärten die Medien Möllemann zur *Persona non grata*. Kein Fernsehsender lud ihn überhaupt noch ein. Keine Zeitung gab ihm die Möglichkeit eines Interviews. Die soziale Isolation endete damit, dass er buchstäblich vom Himmel fiel. Möllemanns Körper schlug so hart auf dem Boden der Wirklichkeit auf, wie sein obskurer Antisemitismus Monate zuvor an den Mauern des demokratischen Diskurses zerschellt war.

Von heute aus ist das Ausmaß des Skandals kaum nachzuvollziehen. Was Möllemann gesagt und gedruckt hatte, ist ein Witz gegen alles, was ein Björn Höcke gesagt hat. 16 Jahre liegen zwischen den zwei Skandalen. Der große Unterschied besteht darin, dass Höcke nicht oder nur sehr eingeschränkt geächtet wird. Nur zwei Monate nach der »Dresdner Rede« durfte er dem *SPIEGEL* ein Interview geben, das den Versuch seiner Rehabilitierung einleitete. Er habe »ein wichtiges Thema leider [...] vergeigt«. Die Medien waren einst die Wächter darüber, dass Tabus eingehalten wurden. Aber weil heute »dieses Internet« macht, was es will, mag man nicht mehr nur hinterherhinken.

Nach dem *SPIEGEL*-Interview war der Weg frei für unzählige neue Höcke-Interviews und Porträts – von der *NZZ* bis zur *New York Times*. Selbst während unserer Aktion wurde noch versucht, Höcke zu rehabilitieren. Der Journalist Matthias Kamann führte ein ganzseitiges Interview mit Höcke, das am 30. November 2017 in der *WELT* erschien. Gibt es bei so etwas Diskussionen? Gibt es Bedenken? Das Interview sei vor der Aktion entstanden. Die wichtigste Sorge habe darin bestanden, dass es durch unsere Aktion nicht mehr aktuell war. Deshalb wurden Fragen zum Holocaust-Mahnmal nachgereicht. Kein Interview mit Höcke zu führen, keinen O-Ton von Alexander Gauland zu senden, das fällt vielen Journalisten als Option gar nicht mehr ein.

Zu Möllemanns Zeiten wurde ein Politiker, der gegen den Konsens verstieß, nicht geduldet. Und zwar einigermaßen gnadenlos. Möllemann schlug nicht einfach Intoleranz entgegen. Er wurde direkt angegriffen – von allen Journalisten. Das Schlüsselwort für das Phänomen lautet: *Gesellschaftsfähigkeit*. Jürgen Möllemann war ab dem Moment, in dem er sich antisemitisch äußerte, nicht mehr gesellschaftsfähig. Er wurde aus dem Diskurs ausgeschlossen. Über Nacht. Ein Akt gezielter Intoleranz. Möllemann war einfach kein akzeptierter Teil der Demokratie mehr. Es ist nicht so, dass die Medien Möllemann aus dem Flugzeug gestoßen hätten. Aber keine Journalistin verschwendete auch nur einen Gedanken daran, ihn zu rehabilitieren.

So sieht es aus. Höcke äußert sich zutiefst antisemitisch und streicht als Dividende Interviews und schicke Porträts ein. Möllemann wird gesellschaftlich verurteilt und ausgeschlossen. Keine Zeitung, kein Fernsehsender fasste ihn mehr an. Er starb zuerst einen bürgerlichen, wenig später den echten Tod.

Es ist eine zentrale Aufgabe der vierten Gewalt, die Grenzlinie zwischen demokratischem und demokratiefeindlichem Diskurs zu bewachen und die Parolen des Letzteren niemals in den Ersten zu integrieren. Heute befinden wir uns dagegen im toten Winkel. Das Innere wird nicht länger definiert. Im Gegenteil. Wir halten es für wichtig, das Äußere nicht abdriften zu lassen.

Das Gegenprinzip nennt sich Ächtung. Antisemitismus, Geschichtsrevisionismus oder Menschenfeindlichkeit sind der Demokratie unwürdig und werden ausgeschlossen. Die Grenze des demokratischen Diskurses ist nicht verhandelbar. Höcke darf für immer der Rechtsextremist bleiben, der er ist. Demokratie beinhaltet, ihre Feinde lächerlich und verächtlich zu machen – ohne Möglichkeit der Rehabilitierung.

Menschenverachtung, Rassismus und Holocaust-Leugnung zu ächten ist eine Waffe, auf die wir nicht verzichten dürfen. Ächtung zieht die Grenzlinie zwischen einem demokratischen und dem demokratiefeindlichen Diskurs – zwischen Verfassungskonformität und -feindlichkeit. Die Gesellschaftsfähigkeit aufzuweichen mag unserem Zeitgeist entsprechen, aber nicht der Wahrheit. Rassisten zu ächten, wie wir Drogenhändler, Pädophile und Islamisten ächten, ist nicht antiquiert. Die Ächtung für antimodern zu halten zeigt nur die Entfernung unserer Zeit von unseren eigenen Idealen. Niemand sollte so modern sein wollen, dem Rechtsextremismus eine Bühne zu bieten.

Die AFD besäße die größte diskursive Macht, mit aller Entschlossenheit Rassismus und Holocaust-Leugnung aus den eigenen Reihen auszuschließen. Jede demokratische Partei sollte von der vierten Gewalt dazu gezwungen werden – und ansonsten (wie die NPD) in der Berichterstattung nicht vorkommen. Medienmacher setzen die Regeln. Den Plan, den Schleicher verwarf, die NSDAP mit Strasser zu spalten, können sie jeden Tag machen. Sie müssen sich nur dazu entschließen, nur die Kräfte der AFD in der Berichterstattung auftauchen zu lassen, die nicht verfassungsfeindlich reden. Die »Gretchenfrage« sollte auch verfassungsrechtlich für den Einzug ins Parlament noch bedeutender sein als die Fünf-Prozent-Hürde: *Wie hält es eine Partei mit dem Holocaust?*

Wir können die Strafen für rassistische Verbrechen erhöhen. Wir können die Hooligan-Gruppierungen verbieten und verfolgen. Wir können die AFD als rechtsextreme Organisation verbieten. »Combat 18« (die Zahl steht für Adolf Hitler) ist übrigens bis heute in Deutschland nicht verboten und es kann nicht ausgeschlossen werden, dass sie in die Ermordung von Walter Lübcke verwickelt ist. Was soll diese Form der Toleranz? Wozu brauchen politische Kriminelle, die *hate crimes* begehen und den Staat ablehnen, ein Wahlrecht? Wäre das nicht ein Fall für Artikel 18 des Grundgesetzes, es ihnen zu entziehen? Es geht darum, sich mit allen Mitteln gegen die harte Rechte zu wehren. Es darf niemals zu einer Regierungsbeteiligung der AFD in ihrer heutigen Form kommen. Damit wäre die Demokratie in Deutschland so gut wie am Ende.

Dürfen wir dagegen zur Gewalt schreiten? Vor Hitlers Diktatur schreibt Wilhelm (William) Schlamm in der *Weltbühne*: »Aber machen wir uns, so schmerzlich das den Kultivierten auch berühren mag, vom Vorurteil frei, daß Schläge nie ein Argument seien. Gegenüber Sozialerkrankungen von der Art des Hitlerismus, sind sie manchmal eine taugliche Medizin.« Ich sehe das anders. Es würde der Inszenierung des Bürgerkriegs, die Claus Kleber dann als »Unruhen« entpolitisiert, nur in die Hände spielen.

Es ist Aufgabe der Polizei, Nazis zu behandeln, wie sie es verdienen. Sie erwarten selbst, von der Staatsmacht verprügelt zu werden. Die Art und Weise, wie Neonazis vor nicht allzu langer Zeit behandelt wurden, ist bestens dokumentiert. 1994 wollten Skinheads den »Rudolf-Heß-Marsch« vor die Deutsche Botschaft in Luxemburg führen. Die Kahlrasierten brüllen: »Märtyrer für Deutschland – Rudolf Heß.« Und: »Blut und Ehre für Rudolf Heß!«

Die Polizei ist sofort zur Stelle und knüppelt die Neonazis nieder. Die Beamten überwältigen sie sogar mit Judotritten. In einem Bericht der ARD ist zu sehen, wie ein Sondereinsatzkommando ihnen ihre staatsfeindlichen Spruchbänder entreißt und wirklich jeden Einzelnen flach zu Boden wirft. Am Ende werden die Männer mit Kabelbindern an den Händen gefesselt und unter dem Applaus der Bevölkerung abgeführt. In der *ZEIT* heißt es: »Eine andere Frau im roten Feiertagskostüm tritt nach einem Skinhead. Ein Polizist drängt sie vorsichtig zurück. ›Ist ja gut‹, beschwichtigt er sie, ›wir haben die Dreckskerle ja gefasst.‹«

Der Leiter des Sondereinsatzkommandos fasst den Einsatz so zusammen: »Wir machen hier keine langen Geschichten. Bei uns haben Nazis nichts zu suchen.« Aber nicht nur die Polizei ist gnadenlos. Die Bevölkerung reagiert genauso entgeistert: »Dreckiges Pack«, ruft eine ältere Frau. Und: »Seid froh, dass die Polizei hier ist!« Die Nazis verfügen 1994 über neueste Technik. Sie koordinieren sich mittels Mobiltelefonen, spähen Wochen vorher Treffpunkte und Fluchtwege aus. Als einige neben der Synagoge auftauchen, ruft die Polizei: »Wenn sich noch einer von denen in der Nähe der Synagoge blicken lässt … Wir sind stolz darauf, dass wir die Minderheiten in unserem Land schützen.« Die Nazis hatten sich das falsche Land ausgesucht. Wir können dafür sorgen, dass sie vor der Demokratie Angst bekommen.

Und wenn die Rechtsextremen doch an die Macht kämen? Wie weit dürften wir dann gehen? Astrid Lindgren notiert am 3. Oktober 1939, zwei Jahre vor dem Holocaust: »Schade, dass niemand Hitler erschießt.« Das war durchaus ernst gemeint. Auch Hans Scholl wird nach der Verhaftung der Widerstandsgruppe *Weiße Rose* vom Richter gefragt: »Würden Sie Hitler töten, wenn Sie Gelegenheit dazu hätten?« Scholl: »Ja, sofort!«

Artikel 20 des Grundgesetzes zum Recht auf Widerstand lässt keinen Zweifel daran, wie radikal das Grundgesetz seine eigene Verteidigung will. Wer die Verfassung mit Gewalt abschafft, so steht es in Absatz 4, der unter die Ewigkeitsklausel fällt, gegen den »haben alle Deutschen das Recht zum Widerstand«.

Wir stehen in einer Zeit der Schlacht. Auf die Ausdauer kommt es an. Was wir momentan brauchen, ist die zivile Verteidigung unserer Humanität. Wir müssen unsere alte Kompromisslosigkeit wiederfinden. Wer sich fragt, ob das Zentrum für Politische Schönheit nicht zu radikal kämpft, dem sei gesagt, dass jetzt die Zeit ist, gewaltlos, aber radikal zu sein.

Demokratien können für ihre Feinde gefährlich sein. Deshalb haben sich Nazis so lange versteckt. Wir dürfen uns nicht zurückhalten. Harmlosigkeit ist gefährlich. Versöhnlichkeit mit dem Unversöhnlichen hat uns dahin geführt, wo wir sind. Es kommt darauf an, den demokratischen Raum zu schützen. Es kommt darauf an, sauer, mürrisch und finster zu Demokratiefeinden zu sein. Wir müssen die Rechten aus dem demokratischen Raum raustreiben. Wer in der Demokratie schläft, wacht in einer Diktatur auf. Wir haben die Bundesrepublik geerbt. Wir dürfen sie nicht widerstandslos übergeben.

HUMANISIERE!

Über die Politik der Kälte, unsere persönliche Verantwortung und warum zukünftige Historikerinnen wenig Gnade mit uns haben werden – Wie die Macht der Fiktion eine Gesellschaft menschlicher machen kann und freie Kunst dort helfen kann, wo der Journalismus scheitert.

Phantasie und Humanität I

Es steht schlecht um den Humanismus. Seit zehn Jahren kämpfe ich gegen seine Vernichtung. Das Zentrum für Politische Schönheit ist zum moralischen Widerstand in der Republik mutiert. Aber statt einer humanistischen Renaissance erleben wir den Kollaps des Humanismus. Das Zentrum für Politische Schönheit organisiert Großausflüge zu den Außenmauern dieser Gesellschaft. Es sind Mauern des Schweigens, der Gleichgültigkeit und des Hinnehmens.

Jeder weiß, dass Historiker keine Gnade mit denen kennen, die hinnehmen. Sie sind nicht wir. Unsere Kinder, zu denen jene Historiker gehören, die uns einst beurteilen werden, dürften wenig Verständnis für unsere Unterlassung aufbringen. Weder für den Massenmord, dem wir tatenlos zuschauen, noch für die Verbrechen, die wir absichtlich begehen. Die Historiker sind unsere Kinder. Vor ihnen werden wir keine Gnade finden. Wir wissen das, weil unsere Eltern die Generation unserer Großeltern, die den Nationalsozialismus geduldet oder mitgemacht hat, nicht anders beurteilt hat. Aus ihrem Blick wird Verachtung. Der Blick auf uns wird auf etwas fallen, das keinen Halt geben kann – auf das Wasser. Auf das Meer. Auf den stillen Untergang Hunderttausender von Menschen in den letzten zwanzig Jahren.

Wie fing das alles an? Womit begann unsere unglaubliche Gefühllosigkeit? Eine Abwesenheit von Gefühlen gegenüber Menschen, die sind wie wir? Woher stammt sie, die moralische Isolationsschicht? Beginnt unser größtes Übel im Mittelmeer? Oder ist es die europäische Katastrophe im alten Jugoslawien, die all das vorwegnimmt, dessen Zeugen wir gerade werden: Populismus, Zerstörung der Vielfalt, Militarisierung, Angriffskriege? Warum dringt so wenig zu unseren Herzen durch? Was sind wir ohne moralische Regungen?

Wir lassen heute Menschen ertrinken. Wir lassen sie in Syrien zu Staub detonieren. Wir sind es. Unsere Politik. Handeln und Nichthandeln. Das Zurückhalten der Rettungskräfte. Die mangelnde Bereitschaft, Menschenleben zu schützen. Das ist unsere Politik. Jeder Mensch, der im Mittelmeer ertrinkt, wird ermordet. Später werden wir behaupten, dass alles sei zu komplex gewesen. Dass wir abgelenkt waren von sozialen Medien, Eilmeldungen oder Aktienkursen. Wir konnten nicht erkennen, was vor sich ging. Wir konnten nicht sehen, was wichtig war. Wir sahen nicht, was richtig war. Aber das stimmt nicht. Wir hätten es erkennen können. Wir können heute schon sehen, was aus uns geworden ist. Jeder kann sehen, dass viele unserer politischen Debatten wie Kometen an den großen Themen unserer Zeit vorbeizischen.

Lange glaubte ich an die Unfähigkeit der Politik. Aber unsere Politik ist nicht unfähig. Die Zeugnisse des Massensterbens – ob im Mittelmeer, im Jemen oder in Syrien – sind da und sie beleidigen uns täglich. Vor einiger Zeit wurde mir klar, dass uns die Unmenschlichkeit nicht unvorbereitet trifft. Wir haben uns auf diese Situationen politisch längst eingestellt. Wir haben uns in der globalen Inhumanität eingerichtet. Statt sie zu bekämpfen, ertragen wir sie. Es ist nicht so, dass wir uns politisch auf die großen Massenvernichtungen vorbereiten müssten. Dass wir unsere Politik »nur« zum Handeln bewegen müssen, damit Menschen in unserer Zeit nicht so sterben, wie sie sterben. Wir leben in einem Zeitalter der gemachten Verhältnisse. Unsere Politik ist gemacht. Die Dinge sind entschieden. Politiker haben für uns entschieden. Unsere Politik lautet grob gesprochen: zusehen, wegsehen, dulden. Es ist eine Politik des Geschehenlassens, des Leisetretens und des Verschweigens.

Wir gehören zu den reichsten Nationen der Erde. Wir leben in einem Wohlstand, der beispiellos ist. Wir haben Zugang zu allem, wovon die Menschen die gesamte Geschichte lang geträumt haben: Wissen, Wasser, Nahrung, Technik, Wohlstand. Aber was wir politisch in den vergangenen zwanzig Jahren zuwege gebracht haben, führte in einen Zustand der humanitären Anarchie. Ob wir Humanität erreichen oder verfehlen, wird dem Zufall des Einzelnen überlassen. Das Streben nach Humanität, das Wichtigste, das zum Menschsein gehört, ist kein Leitstern unserer Politik. Die Einzelnen, die uns auf den Kurs der Humanität zurückbringen wollen, drängen eher unwillig gerade in die Politik. Weil es nicht anders geht. Sie verkörpern das Beste, was unsere Zivilgesellschaft besitzt. Aber die vorherrschende Politik besteht darin, ein Urlaubsparadies wie das Mittelmeer in ein schwarzes Loch der Gesetzlosigkeit zu verwandeln. In einen Ort, an dem das Recht endet.

Wir bewachen die Ränder und liefern die Menschen damit den Gewalten der Natur und der Rechtlosigkeit aus. Das Mittelmeer verkörpert besser als alles andere den politisch gewollten Naturzustand, den wir geschaffen haben, damit Wellen, Stürme und Benzinmangel die Menschen bestialisch reißen. Genauso werden die Opfer unserer Politik an Land geschwemmt: als die von Raubtieren Gerissenen. Menschen als gerissenes Wild.

Auf den Breitengraden des Mittelmeeres endet das Menschenrecht. *Wir wollen*, dass hier das Naturrecht herrscht. Es ist die Politik der Europäischen Union. Unsere Politik. Wir wollen, dass dort kein Recht, kein Gesetz, keine Gerechtigkeit regiert. Die Menschheit geht hier sehr direkt unter. Hier sinkt er zum zweiten Mal, der europäische Traum. Die Ertrinkenden sind europäischer als wir alle zusammen. Sie haben den Glauben an die Menschlichkeit Europas bewahrt. Eine Menschlichkeit, die untergeht, weil es der Glaube der Flüchtenden an Europa ist, der sie unter Wasser zieht.

Das Mittelmeer ist eine politisch gewollte Falle, die Menschen womöglich zu Hunderttausenden – dazu gleich mehr – Jahr für Jahr wegschluckt. Unsere militarisierte Grenzpolizei (»Frontex«) weiß Genaueres. In Warschau sitzen gewöhnliche Menschen wie Aktienhändler vor Computerbildschirmen, auf denen der Massenmord zu sehen ist. Wir wissen nicht, was diese Beamten fühlen, wenn sie mithilfe von Drohnenbildern dabei zusehen, wie Schlauchboote in Echtzeit untergehen, weil es keinen Befehl zur Rettung von Menschen gibt. Aber gerade diejenigen, die finden, dass wir alles Böse ausdifferenzieren müssen, könnten sich einmal ausmalen, wie hier Menschen gefangen sind in unserer Politik und sehr persönlich untergehen vor den Monitoren. Das Leid, dessen Zeuge sie als Einzige werden, ist für sie mit Sicherheit zu groß, um es einfach zu ertragen. Für die Zivilgesellschaft ist die Live-Überwachung des Massensterbens per Satellit, Flugzeug und Drohne noch zu teuer. Aber auch das wird sich ändern. In nicht allzu ferner Zukunft können wir alle diesem gigantischen Sterben in Echtzeit zusehen. NGOs werden Satelliten bauen oder anmieten. Und die Bilder werden grässlich sein. Wir werden zusehen. Aber unsere Politik wird sich nicht ändern.

Unsere Politik schändet das Meer, um Frauen, Kinder und Männer, Helden, Schwache und Starke, Kleinkinder und Greise, die unsere Nähe suchen, die Schutz brauchen, zu dezimieren. Kein Baby, keine Mutter ertrinkt, weil wir sie nicht retten können! Mit einer kleinen Gesetzesänderung (§ 63 Absatz 3 des deutschen Aufenthaltsgesetzes) lässt sich das Massensterben jederzeit beenden. Aber wir wollen das nicht. Noch nicht. Uns müssen die Augen ausfallen vor Scham und Barbarei. Wir müssen elementar erschrecken. Vor uns. Für immer. Es genügt die Erinnerung an unsere Großeltern und Urgroßeltern, um nicht zu vergessen, wozu wir als Menschen fähig sind und was wir alles zulassen können.

An Weihnachten im vergangenen Jahr waren die zivilen Seenotretter draußen. Kein europäisches Land ließ die Geretteten von Bord gehen. Wir verhaften die Retter. So stark fühlt sich unsere Politik, dass sie den versprengten Rest derer, die unseren Anspruch auf Humanität bewahren, vor Gericht stellt. Das deutsche Innenministerium, das das Projekt der europäischen Abschottung seit zwei Jahrzehnten vorantreibt, führt einen Kampf gegen die Menschheit. Der Staat badet in der bösartigen Radikalität seiner Politik. Aber Humanismus kennt keine Kompromisse. Auch die Gegenseite, die Moral, wird sich radikalisieren. Dem Widerstand wird ein Stauffenberg erwachsen, spätestens dann, wenn auch die Letzten verstanden haben, dass Online-Petitionen gegen die eigene politische Bösartigkeit nichts bringen.

In Sachen Verrohung des Gesellschaftsinneren hatte ich ein Erweckungserlebnis. Vor zwei Jahren fuhr ich mit dem Rad über eine rote Ampel. Von links trat ein Autofahrer aufs Gas, um mich absichtlich zu überfahren (was ihm nicht gelang) und Minuten später stürzte mir ein Fahrradfahrer hinterher, um mich recht aggressiv minutenlang zu belehren, dass ich bei Rot über die Hauptstraße gefahren sei. Ich musste an Aleppo denken. An die Menschen, die in der Luft in Stücke gerissen werden. Mit ihrem Schicksal haben meine Zeitgenossen kein Problem. Mit einer missachteten Ampel schon. Unsere Luft und unser Ärger reichen bis zum Regelverstoß. Da kennen wir kein Halten mehr. Da wird rotgesehen, erbarmungslos überfahren und schonungslos gejagt. Ich wünschte, wir investierten diese Kräfte in den Kampf gegen das Innenministerium.

Jeder Mensch wird irgendwann zum Mörder. Es lohnt sich, die mangelnde *Zurück*-Haltung nicht auf die Sache der deutschen Ampel zu verschleudern. Die Sorgen darüber, welche Schadstoffe auf unserem Teller landen und welche Tiere gequält werden, sind wichtig. Aber sie sind gerade nicht so politisch und wichtig wie die Menschen, die da draußen untergehen. Wir gehen mit ihnen unter. Tag für Tag. Wir sehen sie nicht. Wir hören ihr Wimmern nicht. Wir spüren den Zusammenbruch unserer Zivilisation nicht. Er vollzieht sich so geräuschlos wie die Hölle von Auschwitz. Nie wieder Auschwitz! Welche Kraft ein Schwur entfalten, ob das Gute uns regieren kann, das liegt jetzt an uns.

Die Geschichte dieser Republik, die Geschichte der Humanität – sie liegt in unseren Händen. Nicht in ferner Zukunft. Jetzt – hier – heute. Es ist nicht so, dass sich niemand um die großen Fragen kümmert. Aber es sind zu wenige. Und ihnen werden katastrophal falsche Antworten gegeben.

Die wenigen, die sich gegen unsere Politik stemmen, artikulieren und organisieren den zivilen Willen, Menschen aus der maritimen Todeszone zu fischen. Ihr Humanismus ist radikaler, illegaler und kompromissloser als die sonst üblichen Lichterketten und

Mahnwachen, die dem bürgerlichen Gemüt entsprechen. Die Seenotrettung ist *Made in Germany*. Es sind in großer Zahl deutsche Schiffe, bezahlt von der deutschen Zivilgesellschaft, die im größtmöglichen Stil Leben retten. Sie retten das letzte Sandkorn unseres Anstands. Doch ausgerechnet sie werden von Journalisten verächtlich gemacht. Von Politikern angegriffen. Von der Polizei verhaftet. Was sind wir nur für eine erbärmliche Zivilisation, die für den hinterletzten Parkplatz Gesetze schafft, aber keines für die Wirklichkeit der Einwanderung? Europa ist längst ein Kontinent der Einwanderer. Ob mit einem deutschen Einwanderungsgesetz oder ohne. Unsere Politik stemmt sich gegen die Wirklichkeit, statt sie zu regeln. Nicht zuletzt deshalb befinden wir uns in einem Zustand politisch gewollter Anarchie.

Die europäischen Ideale sind ertrunken, lange bevor die Menschenfeinde ins EU-Parlament einzogen. Da die Lautlosigkeit dieses erbärmlichen, kleinlichen und bösartigen Sterbens nicht aufhören wird, kommt es im neuen Jahrzehnt darauf an, sich auf die Seite der Retter zu stellen. Und zwar mit allem, was wir haben. Ein letzter Rest Unbeugsamer leistet Widerstand. Es gibt immer auch andere Deutsche. Aber was tun die, die an der Macht sind? Und was stellen wir dagegen?

Während sich Europas Kolumnisten über einen amerikanischen Präsidenten ereifern, der mexikanische Kinder mittels Polizeigewalt den Armen der Eltern entreißt, um Signal der Abschottung an alle Einwanderungsgewillten zu senden, ertrinken im Meer vor Europa mehr oder weniger frei geborene Kinder. Während die Bilder von Trumps Kindergefängnissen als Sprengsätze in der europäischen Öffentlichkeit detonieren, regt sich nichts und niemand, wenn nasse Kinderkörper mit dem Kopf voran im Sand stecken. Die Retter müssen den Anblick der Gerissenen aushalten. Die Öffentlichkeit bleibt von ihnen verschont. Viele Medien halten die Bilder aus falsch verstandener Pietät zurück.

Dabei wäre sie überall, die Macht der Moral. In Amerika kriecht sie einer Fernsehmoderatorin in den Hals. Sie schluckt, die Stimme versagt, die Tränen schießen ihr in die Augen. Sie bekommt keinen Ton mehr heraus. Besiegt von der amoralischen Gewalt dieser, ihrer

Politik, lässt sie jeden Versuch fallen, *so* weiterzumachen. »Das sind doch Kinder!« Die Aufnahmen einer sprachlosen Fernsehmoderatorin vertreten die normale menschliche Reaktion auf das, was der amerikanische Präsident dem Land der Freiheit antut. Es geht um moralische Integrität. Deshalb ging die Sequenz viral. Es geht um die Intaktheit der eigenen Ansprüche. Die Aufnahmen von Kindern, die ohne ihre Eltern von der amerikanischen Regierung wie ein Menschenzoo gehalten werden, stehen für unser gesamtes Zeitalter: eine Politik der Kälte.

Die deutsche Regierung ist nicht so dumm, deutsche Grenzpolizisten aufs Wasser zu entsenden, die dann Einwanderer mit dem Gewehr abhalten. Deutsche Beamte sitzen im Innenministerium und verlachen die Libyer, die »so blöd« sind, für das bisschen Geld die Drecksarbeit zu erledigen. Sie verhöhnen »die Türken«, die für lächerliche Beträge bereit sind, die Verantwortung zu übernehmen. Aber manchmal sehen wir sie doch, die deutschen Beamten. Etwa, wenn deutsche Ausbilder der bulgarischen Grenzpolizei beibringen, wie die europäische Mauer ordentlich bewacht wird. Wenn sie Geländewagen oder militärisch gerüstete Boote ausliefern. Wir sehen sie, wenn sie gefragt werden, was jetzt mit den Geretteten auf den deutschen Schiffen ausgerechnet an Weihnachten passieren soll. Dann stehen sie etwas betroffen da. Aber betroffen nicht von dem, was sie im Namen von uns allen politisch anrichten. Sondern betroffen davon, gesehen zu werden. Ertappt worden zu sein.

Wir müssen lernen, sie zu sehen. Das ist schon ein gutes Stück Kritik an der Macht und an Kontrolle durch Öffentlichkeit. Was treibt unsere Regierung da? Was veranstaltet sie alles, nur um nicht zu retten? Wie tödlich ist das? Wir müssen keinen amerikanischen Furor importieren. Die eher dünne zivilisatorische Decke reißt direkt vor unseren Augen. Ob wir nun hinsehen oder den Blick lieber auf das Schicksal mexikanischer Kinder richten. Wir können unsere eigenen Verbrechen beweinen. In der Woche, als amerikanische Journalisten die amerikanischen Kinderkäfige entdeckten, vermeldete das »Flüchtlingskommissariat« der Vereinten Nationen in einer Pressemitteilung, dass 220 Menschen ertrunken seien. Die Zahl ertrunkener *Kinder* sucht man vergeblich. Die deutsche Öffentlichkeit konnte zusammen mit der amerikanischen ungestört und über neuntausend Kilometer hinweg über mexikanische Kinder in Regierungskäfigen um die Wette heulen, während afrikanische Kinderkörper nur ein paar hundert Kilometer entfernt spurlos in den Wellen ertranken.

Die Fährte der Spuren ist kompliziert. Aber von einer Bildlosigkeit des Verbrechens kann keine Rede sein. Von dem Massensterben im Mittelmeer gibt es genug Bilder. Sie (zer-)kratzen tiefer in der Haut als Trumps Zookäfige. Während der amerikanische Präsident die Menschheit in Käfigen hält, drücken wir sie immerhin eigenhändig unter Wasser.

Zwar tauchen die wenigsten als Leichen wieder auf. Aber einige tun es. Wie Bojen schnellen die Bilder lebloser Menschenkörper ins Bewusstsein. Sie sind da. Alle kennen das Bild des dreijährigen Alan Kurdi, der wie eine »erschlagene Robbe« (Georg Diez) im Wasser liegt. Der Tag, als dieses Bild entstand, war im Übrigen der Tag des größten Versagens in der jüngeren deutschen Pressegeschichte. Der Rest der Welt druckte das Bild. In Deutschland unterschlugen es fast alle Zeitungen. Selbst die *BILD* entdeckte plötzlich Pietätsgefühle und schob die Kinderleiche kurzerhand von der Titel- auf die letzte, immerhin trauerschwarz umrandete Seite. Die freie Presse mutete der deutschen Öffentlichkeit das Bild erst zu, als es im Ausland und in den sozialen Medien ikonisch geworden war. Ich horte ein Archiv mit ertrunkenen Kinderkörpern. Ich will wissen, wo, wie und wann Kinder sterben. Ich will wissen, woran meine Mitmenschen sterben. Wir müssen das wissen. Wir sind es kleinen Kindern wenigstens schuldig, nicht auch noch ihr Sterben verschwinden zu lassen.

Der politische Tod ist nicht geräuschlos. Wir brauchen keine türkischen Sprachkenntnisse, um auf der Videoplattform YouTube Aufnahmen von steif gefrorenen, leblosen Kinderkörpern zu finden, die im Meer liegen und von traumatisierten Helfern aus dem Winkel der Kamera und damit buchstäblich aus dem Blickfeld der Weltöffentlichkeit weggeschleppt werden.

Es sind keine Sklaven. Es sterben Menschen wie wir. Wie meine Kinder. Es sterben Kinder, Mütter, Väter. Wir haben den toten Körper eines Großvaters nach Berlin überführt und beerdigt, der in der prallen Sonne auf dem Boot kollabierte. Die Sonne ist unbarmherzig. Ohne Schatten wird es für ältere Menschen eng. Das kann jeder wissen. Jeder kennt die Sonne. Alles, was wir brauchen, ist ein klein wenig Phantasie. Machen Sie den Selbstversuch und setzen sich im Hochsommer ungeschützt für zehn oder zwölf Stunden in die Sonne. Wenn wir uns die Mühe machen, können wir uns vorstellen, wie es ist, eine Woche lang in der erbarmungslosen Hitze in einem Schlauchboot zu kauern. Kein Schatten. Keine Toilette. Keine Vorräte. Und das alles auf Wellen, die jedem Magen den Tod als das kleinere Übel erscheinen lassen. Wir würden zusammenbrechen. Wir würden den Oberkörper über Bord kippen. Wir sind alle nicht stark. Wir sind Menschen.

Die Folter des Meeres überleben nur die Glücklichen oder Willensstarken. Die Träumer, Idealisten und Pioniere. Der Würfel der Natur entscheidet. Die Menschen, die wir in alten Geschichten hochhalten. *Kein Knecht ja war es. Nein! Es starb ein Bruder mir*. Dieser Satz großer Humanität findet sich in der *Antigone*. Es kommen keine Fremden. Keine Asylanten. Keine Flüchtlinge. Es kommen Menschen. Es ist unangenehm, aber sie unterscheiden sich durch nichts, durch rein gar nichts von uns. Wir könnten ihre Stelle im Schlauchboot einnehmen. Ja, was würden wir dann eigentlich von uns denken? Was würden wir von uns halten?

Die Welt ertrinkt. Die Menschheit ertrinkt. 220 Tote, laut UNHCR, in der einen Woche. Aber Europa bricht über Trumps Kinderzoo in Tränen aus. Wer sagt es der Öffentlichkeit? Wie viele Menschen ertrinken gerade, in diesem Augenblick? Bei den Recherchen zu unserer Aktion *Die Toten kommen* haben wir vier rechtsmedizinische Institute über das Verhalten menschlicher Körper in Salzwasser ausgefragt. In der ersten Version der Aktion wollten wir mit einer Drohne unter Wasser die Knochen der Ertrunkenen bergen. Das Meer, ein Massengrab. Ich stellte mir vor, der Meeresgrund müsse mit Knochen übersät sein.

Sämtliche Rechtsmediziner waren sich darin einig, dass sich ein menschlicher Körper unter gewissen »Idealbedingungen« (wie sie Strömungsverhalten, Sonneneinstrahlung und Mikrobenbildung nennen) in nur vier Tagen zersetzen kann. Seither blicke ich anders auf die gut gemeinten Zählungen der Ertrunkenen. Das Projekt »The List« führt etwa eine Liste mit Namen. Auch die Internationale Organisation für Migration (IOM) – die zur UNO gehört und ganz eigene politische Interessen verfolgt – versucht, die Opfer zu zählen. Aber wenn der menschliche Körper sich im Salzwasser in vier Tagen auflösen kann, decken die konventionellen Todeszahlen höchstens einen Promillebereich der Wirklichkeit ab. Dann beschönigen gut gemeinte Listen den Abgrund noch, weil sie nicht seine Tiefe kennen. Die Opferzahlen wiegen die europäische Öffentlichkeit in falscher Sicherheit. Jean Ziegler sprach lange vor der Hochphase der Massenbewegungen von 36000 Toten – pro Jahr. Wir müssen lernen, jenseits der methodisch korrekten, im Lichte des rechtsmedizinischen Wissens aber höchst unseriösen Listen beunruhigt zu sein. Es gibt die Bilder. Es gibt die Erzählungen. Es gibt genug Wissen, um unverzüglich zu handeln.

Ist unsere Gesellschaft von moralischen Isolationsschichten ummantelt? Warum vermögen die Bilder eingekerkerter mexikanischer Kinder unsere Isolierung zu durchbrechen, nicht aber die der ertrunkenen Kinder? Begreifen wir die Bilder überhaupt? Wir müssen endlich zum Hammer greifen und auf diese Kabel schlagen. Wenn die Isolierung bricht, vermag die Unschuld eines einzigen Kindes noch das tödlichste Meer auszutrinken und als Schuld auf die Täter, auf uns, zurückzuspeien.

Der Lachende hat die Nachricht nur noch nicht vernommen

Was spielen die Kinder in den Flüchtlingsheimen? Sie spielen Ertrinken. Die Kinder spielen nach, was ihre Kameraden erlitten haben. Sie werden eines Tages davon ihren Kindern erzählen. Und diese werden einen Blick auf uns werfen, der uns nicht gefallen wird. Vielleicht wird aus dem Blick Rache für das, was wir getan haben. Jeden Tag ertrinken Menschen zu Hunderten jämmerlich vor unseren Küsten. Wir sehen sie nicht. Wir scheitern an einer scheinbaren Aporie, die sich wie eine Wand vor uns aufbaut. Selbst gebildete Menschen fragen: »Eine weitere Million Flüchtlinge aufnehmen?« Bildung allein humanisiert den Menschen nicht. Warum wird nicht gefragt: Wo ist unsere Einwanderungspolitik? Wo sind die Gedanken an unsere Zukunft? Wir verschmutzen dieser Tage nicht nur unseren Planeten, sondern auch unsere Menschlichkeit.

Menschen ertrinken im Mittelmeer, weil die Landwege in die Europäische Union abgeriegelt sind. Es mag kein Recht auf Visum geben. Aber selbst die rückständigeren Teile der europäischen Wirtschaft fordern seit Jahren ein Einwanderungsgesetz. Diese Stimmen von Menschen, denen etwas am Wachstum und Wohlstand unseres Kontinents liegt, werden genauso überhört wie die Stimmen der Seenotretter.

Die Historiker dürften unsere Abwehr von Menschen einst als kriminell einstufen. Es ist längst sichtbar, dass unsere Politik gegen das internationale Seerecht, gegen die Europäische Menschenrechtskonvention, gegen die Genfer Flüchtlingskonvention verstößt. Wie die Historiker heute die »Ängste« und »Sorgen«, den geballten Kleingeist der Alliierten verurteilen und die Ausreden dafür, warum ein paar Tausend Juden angeblich nicht gerettet werden konnten, als fadenscheinig entlarven, so werden Historiker einst über unsere Begründungen denken, warum wir die Menschen angeblich nicht retten konnten. Die Argumente der Alliierten, die damals keine Juden einreisen lassen wollten, ähneln der politischen Diskussion der Gegenwart gespenstisch. Jeder Seemann weiß, was es für eine Ehre ist, einen Menschen zu retten. Es gibt ihn, den Verrat an der Menschheit. Und wir sind mit unserer Politik mitten hineingetappt.

Die Politik der Kälte zerstört unsere Würde. Wir können noch so herunterbeten, dass wir als Menschen unsere Würde nicht verlieren können. Wir können sie verlieren. Natürlich können wir. Durch das Handeln. Und durch Untätigkeit bei Verbrechen, deren Zeuge wir werden. Europa ist jetzt schon etwas ganz anderes als vor zwei Jahrzehnten. Ein Scherbenhaufen der Moral. Aber die Moral siegt. Immer. Wir können sie verachten. Wir können sie verfluchen. Wir können auf ihr herumtrampeln wie Kleinkinder. Sie wird uns besiegen.

Solange es irgendwo auf der Welt wissensfreundliche, wahrheitsliebende Gesellschaften gibt, bleibt in den Geschichtsbüchern einzig die moralische Perspektive übrig. Hitler betrachten wir nicht ökonomisch oder soziologisch, auch wenn es durchaus möglich wäre. Es gibt Forschungszweige, die das versuchen. Aber sämtliche Perspektiven auf das NS-Regime sind der moralischen Perspektive bei Weitem unterlegen.

Alle Menschen teilen ein Interesse am Guten. Der Glaube an ihre moralische Gutartigkeit hält jede Gesellschaft zusammen. Die Vernichtung moralischer Regungen ist die Voraussetzung von jeder Form der politischen Barbarei. Deshalb ist der Grad der Moralverachtung unter Gebildeten, die schon moralische Fragen für anstößig halten, erschreckend. Moral ist nicht der Feind. Menschen, die für sie kämpfen, sind lange nicht so problematisch wie die, die mit denen reden wollen, die Journalisten verprügeln oder Flüchtlingsheime anzünden. Wann verkam Moral zu einem Unterabteil der Selbstüberschätzung? Seit wann wollen Gebildete eigentlich rechthaben, indem sie anderen Rechthaberei unterstellen?

Da sind wir Freie und Gleiche und lassen alle südlich Europas im Meer ertrinken. Unsere Befreiung, für die einen 1945, für die anderen 1989, diente dazu, die Rechte der Menschheit zu erkämpfen. Aber unsere gegenwärtige Politik kränkt unsere Intelligenz und unser historisches Wissen. Wie soll die Europäische Union als »Friedensprojekt« in die Geschichte eingehen, wenn dieser »Frieden« Woche für Woche mehr Mauertote erzeugt als die DDR in 28 Mauerjahren? Was diskreditiert das DDR-Regime, wenn nicht diese Toten an den Mauern, die gegen das Erbe der Aufklärung verstoßen? Das Mauerregime der Europäischen Union ist selbst nach konservativsten Schätzungen für dreimal so viele Tote pro Jahr verantwortlich, wie Menschen in der gesamten Zeit des Kalten Krieges am Eisernen Vorhang gestorben sind. Zyniker würden einwenden, dass die Europäische Union auch größer ist. Ihre Mauertoten treiben auf dem Wasser.

Wie sind wir da hingekommen? Die Diktatur in der Türkei geht mit Schutzsuchenden menschenfreundlicher um als die EU. Die Türkei verhält sich europäischer (das Wort diente während meiner

Schulzeit als Synonym für Menschenfreundlichkeit) gegenüber Geflüchteten als Europa. Wir müssen das sehen lernen. Humanität ist nicht irgendein weicher Machtfaktor. Humanität und Moral sind das, was am Ende der Geschichte der Menschheit übrig bleibt.

Wo sind unsere Antworten? Wollen wir weiter so tun, als ob gerade nichts Weltbewegendes passiert? Ist ein militärisches Protektorat auf dem Mittelmeer – ein Meer der Gesetzlosigkeit – wirklich alles, was den Klügsten einfällt? So tief muss eine Zivilisation erst einmal sinken und dann weiter so tun, als sei nichts passiert.

Wir müssen den Zusammenbruch unserer humanistischen Ansprüche für möglich erachten. Wenn sich so etwas Unglaubliches wie der moralische Kollaps einer Zivilisation ereignet, wussten die Zeitgenossen das nie unmittelbar. Die Tage laufen normal weiter. Alles geht weiter seinen gewohnten Gang, auch wenn nichts mehr so ist wie zuvor. *Der Lachende hat die furchtbare Nachricht nur noch nicht empfangen.* Wer sagt es ihnen?

Der Lack blättert allmählich ab. Lissabon ist in der Erde versunken, und in Paris wird getanzt. Während in Aleppo Fassbomben die Häuser bis aufs Erdgeschoss herunterreißen, wird in Köln Bier gezapft. Jeder Tote wird in den Wellen von der Gleichgültigkeit der Natur zerrieben. Der Zusammenbruch der Zivilisation vollzieht sich allmählich. »Die Kunde von der Massakrierung der Juden ging über die ganze Erde«, notiert Ruth Andreas-Friedrich am 4. Februar 1944. In diesem Winter werden in Auschwitz die Hochöfen erst auf die höchste Temperatur eingestellt. »Ist einem einzigen deswegen sein Frühstück schlechter bekommen?«, fragt sie weiter. »Hat ein einziger nicht mehr weiterleben können, weil ihm die Not der Gemarterten den Atem abschnürte und das Gewissen zerriss?«

Das Irritierende an einem zivilisatorischen Zusammenbruch ist das, woran der Schriftsteller W. H. Auden am eindrücklichsten verzweifelte: »daß es geschieht, während einige essen, ein andrer ein Fenster öffnet oder gelangweilt hingeht. Wie alles sich beinah gelassen vom Unheil abkehrt.« Wir baden weiter an den Stränden des Mittelmeers, während an den gegenüberliegenden Rändern in Massen gestorben wird. Die Gleichzeitigkeit, die Kollision von Barbarei und Normalität, ist das Erschreckende. Und aus dieser Kollision spalten sich gewisse Moleküle ab.

Schweigen ist Gewalt. Wie viel Unempfindlichkeit hält diese Gesellschaft aus? Wir sind keine Baumstämme. Wir sollten uns auch nicht so verhalten. Wie viele Atemzüge gelingen in dieser katastrophalen Herzlosigkeit noch? Wie viel Unrecht, wie viel Verlogenheit halten wir weiter aus? Es sind bereits Jahre vergangen. Viele hegen den Verdacht, dass nicht gut ist, was da geschieht. Aber wann ändern wir es?

Sind die Bilder des Massensterbens vielleicht der zersplitterte Spiegel des Teufels aus Andersens Märchen? Machen die Splitter jene, denen sie ins Herz dringen, unempfindlich für ihre Mitmenschen? Das dürfte für die nächsten Jahre schon eine der entscheidenden Lektionen sein. Ein Stück des inneren Widerstands. Sich gegen die Bildsplitter des Bösen nicht unempfindlich zu machen. Selbst dann nicht, wenn sie noch so wehtun.

Wir leben in der Zeit des Verrats am Humanismus. Was wir zulassen, zerstört unsere Menschlichkeit. Es bedroht den Zusammenhalt unserer Gesellschaft, sofern man nicht der sarkastischen Ansicht ist, dass gemeinsam begangene Verbrechen zusammenschweißen. Mit der moralischen Integrität Europas ist es nicht mehr weit her. Wir können in Zeitlupe mit anschauen, wie wir Stück für Stück auseinanderbrechen. Wie die Gesellschaft auseinanderbricht. Oder wir können es jetzt stoppen.

Unsere Politik der Kälte ist so unnötig wie menschenfeindlich. Europa hat die Menschenrechte ins Meer geworfen. Humanismus bedeutet Großzügigkeit. Nicht viel davon. Es würde reichen, Menschen nicht absichtlich ertrinken zu lassen. Es würde genügen, staatliche Retter nicht zurückzuziehen und die zivilen Kräfte nicht zu behindern. Die Europäische Union hat 512 Millionen Einwohner. Wir leben auf dem wohlhabendsten, rechtssichersten und aufgeklärtesten Kontinent der Erde. Nach allem, was wir von den wirtschaftlichen Grundlagen unserer Zivilisation wissen, bedeuten mehr Menschen mehr Wachstum und Wohlstand. Und die Tötung von Menschen das Ende.

Die Wirklichkeit mit Fiktion unterlaufen

Was kann Kunst in diesen Zeiten ausrichten? Was kann Kunst ändern? Die politische Kunst ist unbequem. Sie ist antiautoritär. Sie ist noch da antitotalitär, wo sie sich gänzlich totalitär geriert. Die freie Kunst kritisiert und kontrolliert Macht. Wenn die Luft vergiftet wird, werden Literatur und Kunst zu Schutzbunkern, in denen der Traum von einer besseren Welt überwintert. Das Bewusstsein darum, dass es immer anders sein könnte, dass die Wirklichkeit nicht so sein müsste, wie sie ist, dieses Bewusstsein stiftet die Kunst. Kunst ist Fiktion. In Zeiten, in denen die herrschenden Kräfte totalitär oder autoritär werden, mutieren Theaterhäuser und Bücher zu intellektuellen Zentren des Widerstands. Von diesen Herzkammern der Fiktion aus kann der Kampf gegen den Ungeist und Unmenschlichkeit gelingen.

Meinungen sind schnell. Aber Fiktion braucht Zeit. Politiker brauchen für verächtliche Statements keinen Tag. Aber Schriftsteller schreiben Jahre an einem Buch. Regisseure drehen jahrelang einen Film. Intellektuelle brauchen manchmal noch länger für die Navigationskarten. Es ist nicht so, dass die Gesellschaft nicht bereit wäre für die Wahrheit der Kunst. Im Gegenteil. Sie giert nach Phantasie. Wir merken das an unseren Großproduktionen.

Kunst und humanistische Orientierung liegen nicht auf derselben Ebene wie Meinungen. Sie verlieren den Kampf nicht, nur weil sie langsam sind. Sie kämpfen mit einer ganz anderen Waffe: der Antimaterie der Fiktion. Die einen haben den Rassismus. Die anderen die Macht der Phantasie. Mich würde es nicht überraschen, wenn die Naturwissenschaft des 22. Jahrhunderts entdeckt, dass Antimaterie aus Poesie besteht. Dass Gedichte und Gedanken in die molekulare Struktur der Welt eingreifen.

Als wir die europäischen Mauertoten in der deutschen Hauptstadt beerdigten, benötigten wir dafür fast zwei Jahre Vorbereitungszeit. Aber diese Aktion kurz vor dem Sommer der Hilfsbereitschaft, im Juni 2015, half, etwas Entscheidendes in der Wahrnehmung zu verschieben. Die Kunst ist der dritte Modus neben einer freien Wissenschaft und Presse, sich mit Gesellschaft auseinanderzusetzen.

Während Wissenschaft und Journalismus der *Non-Fiction* verpflichtet sind, ist die Kunst befreit von einer solchen Bindung. Im Gegenteil: Von der Kunst wird erwartet, *fiction* zu liefern. Das wird oft übersehen. Wir kommen der Wahrheit nicht nur mittels *Non-Fiction* näher. Wir kommen ihr mit *fiction* mitunter viel näher. Erich Kästner drückt das in einem Beitrag in der *Weltbühne* so aus: »Wenn ich die Wahrheit sagen sollte, müßt ich lügen!« Manchmal enthüllt eine Lüge erst die Wahrheit. Die Wirklichkeit kann Theater sein. Und das Theater wie im Fall des Zentrums für Politische Schönheit Wirklichkeit. Das ist eine Versöhnung der unterschiedlichsten Kräfte: Dem Theater geben wir die Wirklichkeit und der Wirklichkeit das Theater zurück.

Fiktion, die im Medium der Wirklichkeit schwimmt, vermag diese zu verändern. Die Kunst kann die Wirklichkeit unterlaufen und auf sie einwirken. Sie kann sogar Beton aufbrechen. Wir kennen das: Wenn die Wirklichkeit ausweglos erscheint, genügt ein gutes Buch. Literatur und Fiktion haben auch keinen schweren Stand in der Gesellschaft. Die Wut auf Fiktion, wie zuletzt bei den gefälschten Artikeln des vermeintlichen Journalisten Claas Relotius, ist kein originärer Hass auf die Phantasie. Relotius schob dem *SPIEGEL* jahrelang ausgedachte Geschichten unter. Sie waren eine Mischung aus Wahrheit und Fiktion. Vieles entsprang der Phantasie des Autors. Der Hass rührt aber nicht daher, dass die Fiktion sich als Wirklichkeit ausgibt, sondern dass sie es im Modus der Presse tut. Die Kraft der journalistischen Auseinandersetzung mit der Gesellschaft rührt aus der Selbstverpflichtung, sich ihre Erzeugnisse nicht auszudenken. Die freie Kunst kennt keine derartige Selbstverpflichtung. Sie darf sich nicht nur alles ausdenken. Sie darf es auch als Wirklichkeit ausgeben. Kunst darf sogar wirklich sein und sich nichts ausdenken. Manchmal ist die Wirklichkeit das beste Versteck für Fiktion. Im Zentrum für Politische Schönheit fühle ich mich ziemlich oft wie Leon in Grillparzers *Weh dem, der lügt*. Zu unerträglich erscheint es der Gesellschaft, dass wahr sein könnte, was wir behaupten.

An dieser Grenze zwischen Wirklichkeit und Fiktion findet sich die Wirkmächtigkeit der Kunst. Mit ihr haben wir es täglich zu tun:

Werke, die die Grenze zwischen Wirklichkeit und Fiktion einreißen. Ich bin ständig mit Menschen konfrontiert, die hören (oder erklären) wollen, dass es sich bei dem, was wir tun, nicht um Wirklichkeit, sondern um Kunst handle. Als sei die Kunst kein Teil der Wirklichkeit. Kunst kann in einer Weise zu Wirklichkeit gerinnen, dass Menschen das Bedürfnis überkommt zu erfahren, wo die Wirklichkeit beginnt. Das ist nur oft gar nicht möglich. Weil die Gesellschaft erst wird. Gerade durch die Macht von Fiktionen.

Presse und Wissenschaft können nicht wie die Kunst mittels Fiktion mit der Wirklichkeit spielen. Wenn sich die ursprünglichen Behauptungen nicht bewahrheiten, sind hinterher alle sauer wie bei Claas Relotius, gerade weil die Wirkung von Fiktion real ist. Vom Journalismus wird erwartet, nicht fiktional zu sein. Das Wesen der Kunst besteht in der umgekehrten Erwartung: fiktiv zu sein. Insofern ist ein Teil des Zaubers, den das Zentrum für Politische Schönheit in den letzten zehn Jahren entfalten konnte, in den Momenten zu finden, in denen diese Erwartung fehlschlägt.

Das Wesen von Aktionskunst ist die »radikale Nähe zur Wirklichkeit«. Diese Nähe kommt aus einer anderen Richtung als der Journalismus auf die Wirklichkeit zu. Aber sie ist nicht weniger legitim bei der Entdeckung der Welt. Wir haben die großen Kämpfe zu Beginn des 20. Jahrhunderts längst vergessen, als es um die Frage ging, wer die Gesellschaft besser beschreibt: Soziologie oder Literatur? Diese Fragen sind heute so zentral wie damals. Die Erkenntnisse der Schriftsteller waren für das Verständnis einer Gesellschaft einst genauso bedeutend wie die der Soziologie. Sie galten auch lange Zeit als akkurater als alles, was Psychologen über den Menschen herausfinden konnten. Churchill bezog sein Wissen über den Menschen aus Büchern. Die Literatur füllte ihn mit Schätzen, von denen die politikwissenschaftliche Machttheorie gar nichts wusste.

Vor zehn Jahren habe ich das Zentrum für Politische Schönheit aus einer Ahnung heraus gegründet. Aus dem Verdacht, dass Fiktion nicht nur eine legitime gesellschaftliche Macht darstellen könnte, sondern dass sie der Königsweg ist, um die Welt zu verändern. Alle sind mit der harten Wirklichkeit unzufrieden. Viele plagt das Bedürfnis nach neuen Ideen. Ich habe nicht den Eindruck, dass wir in einer kunstfeindlichen Zeit leben, die Ideen, Visionen und Fiktionen weniger achtet. Unsere Zeit ist fast übertrieben freundlich und aufgeschlossen gegenüber der Macht der Phantasie. Das Problem sind die wenigen mit Phantasie Gesegneten und Begabten, wenn sie sich nicht heraustrauen.

Vielleicht ist auch nicht allen, die von ihrer Phantasie kosten können, bewusst, dass die Freiheit von Wissenschaft und Presse nicht die einzigen Freiheiten sind, *die die Verfassung will*. Unsere Demokratie will, dass die Kunst sich mit der Wirklichkeit auseinandersetzt. Das ist kolossal wie großzügig. Sie schützt einen elementaren Modus, der Auseinandersetzung, Missverständnisse, Strafanzeigen und Gewalt hervorruft. Die Verfassung sorgt für den rechtlichen Sauerstoff, den Schriftstellerinnen und Künstler benötigen, um zu wagen, was sie tun können: sich nicht nur ihres Verstandes, sondern auch ihrer Phantasie zu bedienen.

In meinem Buch *Wenn nicht wir, wer dann?* hat mich das Problem stark beschäftigt, dass die Erkenntnisse der Naturwissenschaften über mehr Autorität in der Gesellschaft verfügen als die Erkenntnisse von Schriftstellern und Intellektuellen. Das muss nicht so sein. Naturwissenschaftler, allen voran Hirnforscher, verbreiten einen Haufen Trivialitäten über den Menschen, die wir ohnehin längst wissen. Oder aber sie prahlen mit Fiktionen davon, was sie demnächst alles Tolles machen können (Gedanken lesen, das menschliche Gehirn nachbauen und es übertreffen). Alle hören wie gebannt zu. Aber es ist bitterer Wein in neuen Schläuchen. Wir vergeuden Zeit. In alten Büchern stehen mitunter viel bahnbrechendere Erkenntnisse über uns Menschen. Den Fortschritt im Wissen über uns halte ich tatsächlich für zentral. In der Popularisierung des Wissens mischen Scharlatane mit, die Banalitäten in die Aura der Naturwissenschaftlichkeit kleiden. Kürzlich erfuhr ich das äußerst unbemerkenswerte Resultat einer jahrelangen Studie, dass Liebende sich berühren sollten und dass es Menschen, die sich gegenseitig anfassen, besser geht. Das Geld für diese Studie hätte man lieber in Schriftstellerstipendien angelegt.

Mittlerweile erkenne ich, so sehr die Autorität der Kunst gelitten haben mag, dass der menschliche Hunger, mehr von ihrem

Erkenntnisstrang zu erfahren, unersättlich ist. Die Naturwissenschaften können beispielsweise auf dem Territorium der Moral nichts beitragen. Es ist ihnen schlicht eine Unbekannte. Und die Politik schweigt sich aus. Es gibt keine Partei, die mit der Rettung von Menschenleben Stimmen einsammelt. Das Wählerpotenzial wäre gewaltig. Stattdessen wird auf eine fremdenfeindliche »Bewegung« gestarrt, die durch die perfekte Retrokulisse meiner alten Heimatstadt zieht. Gehör zu finden hat etwas mit Wertschätzung zu tun. Eine einzelne engagierte Schriftstellerin hätte vermutlich gereicht, um der Geschichte von Pegida in Dresden eine andere Richtung zu geben. Es fehlt schlicht an ostdeutschen Literaten, die sich im politischen Diskurs zu Wort melden können. Das hat zwar auch damit zu tun, dass Schriftsteller in unseren Debatten wenig bis kein Gehör mehr finden. Aber hätte es diese Schriftstellerin mit einer Gegenerzählung gegeben, was wäre passiert?

Wann haben wir eigentlich das letzte Mal vom unglaublichen Bürgergelingen aus dem Jahr 1989 gehört? Klar, wir haben uns das erste Jahrzehnt danach an den Bildern vom Fall der Mauer berauscht, und da sind die Mauerspechte auch drauf. Aber dann verschwand das, was zu diesem epochalen Ereignis führte – die Bürgerinnen und Bürger, die ihre Freiheit forderten –, unter dem Mantel der Geschichte. Die Bürgerbewegung ist unter der Gestalt Helmut Kohls verschwunden. Dass Kohl in die Verlegenheit kam, mit den vier Mächten über ein neues Deutschland zu verhandeln, war nicht sein Verdienst. Das Verdienst von Helmut Kohl bestand in der unfassbaren Geistesgegenwärtigkeit, *die* historische Stunde überhaupt erfasst zu haben. Aber die Kräfte, die zu ihr führten, lagen nicht im Westen. Die erste erfolgreiche demokratische Revolution auf deutschem Boden ging von Ostdeutschland aus. Von den Menschen in Dresden, Leipzig und Berlin.

Statt immer und immer wieder an Kohls Griff nach der Geschichte zu erinnern, sollte man an die Menschen denken, die da auf die gesellschaftlichen Mauern kletterten, sie waren vielleicht auch nicht ganz unwichtig. Die Bürger marschierten monatelang unter den Augen des DDR-Regimes, in Todesangst. Sie besiegten ihre Angst vor der Stasi – und zwar in sich. Die Rabeneltern in der Prager

Botschaft, die alles wagten, ohne wissen zu können, was aus ihren Kindern wird. Rabeneltern, aber Revolutionäre. Mit der Kraft der Revolution schoben sie den alten DDR-Staat langsam dem Dicken in Bonn auf den Verhandlungstisch. Dass Kohl mit aller Zielstrebigkeit und Vehemenz das Richtige tat, lässt uns zu Recht an ihn denken. Aber es gibt da auch ein Bürgervergessen. Vielleicht, weil die Bewegung nie kompromisslos weiter für die Menschenrechte eingetreten ist, wie sie für die eigenen Rechte eintrat. Dafür hätte sie eigentlich jede Menge Zeit gehabt.

Erzählen ist erinnern. Das kollektive Gedächtnis besteht aus Geschichten. Wenn wir die Geschichtenerzähler nicht achten, wenn wir Menschen, die mit dem Erzählen ihr Geld verdienen, aus den öffentlichen Debatten ausschließen, dürfen wir uns nicht wundern, wenn sie der Gesellschaft nichts geben können. Der Erfolg von Pegida in Dresden hat sehr direkt mit schwindenden erzählerischen Kräften in der Gesellschaft zu tun. Damit, dass die Sprecher von Pegida allesamt bei Günther Jauch sitzen, nicht aber Schriftsteller wie Ingo Schulze, Jana Hensel, Durs Grünbein, Lars Rietzschel oder Lutz Seiler, die sich mit der Geschichte der DDR und der Wende auseinandergesetzt haben. Oder die Dresdner Sängerin Annamateur, die zu den Organisatoren der einzigen großen Gegendemonstration gegen Pegida gehörte.

Es gibt da ein Versagen, 1989 für die heutige Zeit neu und aufregend zu erzählen. Die Revolution wurde nicht nur von Menschen auf der Straße getragen. Sie ist mindestens so sehr das Verdienst gewisser Funktionäre in der SED-Staatspartei, die sich der Gewalt als politischer Lösung verweigerten. Die unbekannten Polizisten und die Soldaten im Dienst, die nicht auf die eigene Bevölkerung schießen wollten. Sie sind unbekannt, aber nicht namenlos. Die Revolution ging vielleicht mehr noch – gänzlich neuer Winkel – vom Inneren des Totalitarismus aus. Aus seinem Einsturz. Solche Geschichten könnten gerade jene, die sich sowohl mit der DDR als auch der AFD identifizieren, zum Nachdenken bringen. Es wird viel zu klein als Wunder bezeichnet, dass in den entscheidenden Stunden auf den Straßen von Leipzig nicht ein einziger Schuss gefallen ist. Dieser Schuss fiel nicht, weil es keinen Befehl gab. Ziemlich weit oben müssen Menschen aktiv verhindert haben, dass geschossen wird. Sie sind uns unbekannt. Sie haben Namen.

Warum walzen die Panzer nicht Menschen platt und matschen sie in den Asphalt? Wir reden uns das gerne damit schön, dass auch eine Diktatur irgendwann vor der absoluten Dämonie zurückschreckt. Der Blick auf die Skrupellosigkeit dessen, was in den DDR-Gefängnissen geschah, oder die Szenen, in denen die Oppositionellen noch aus der Menschenmasse auf dem Berliner Alexanderplatz gerissen und abtransportiert werden, zeichnen aber nicht gerade das Bild einer DDR-Führung, die in den gewaltausführenden Organen auf größere Hemmungen gestoßen wäre. Gewalt ist eine Seuche. Aus der Zeit des Nationalsozialismus wissen wir, dass gerade die unteren Ränge den Willen darüberliegender Stellen beeinflussen und mit dem Willen zu Gewalt infizieren können. Gewalt geht nicht immer von oben nach unten.

Hätte das Regime die Demonstranten aufhalten können? Die Panzer, die im gleichen Jahr auf dem Platz des Himmlischen Friedens aufrollen und den Widerstand von Hunderten Studenten körperlich brechen, dokumentieren nicht gerade die Erfolglosigkeit der Strategie, Aufstände mittels Gewalt zu brechen. Gewalt ist eine Form der politischen Kommunikation. Das Feuern in Demonstrantenmengen ist nichts, was der Geschichte der Menschheit unbekannt wäre. Nehmen wir Assads Diktatur. Mit barbarischer Grausamkeit wird vom Beginn bis zum Ersticken aller Proteste in die Mengen geschossen. Die Aufständischen wollten das Gute und entfesseln erst das Böse. Warum geschieht das 1989 nicht? Warum machen die friedlichen Revolutionäre das DDR-Regime nicht ultimativ böse?

Warum spielt sich am 9. Oktober 1989 in Leipzig kein »Himmlischer Frieden« ab? Vier Monate zuvor entschied sich die chinesische Führung auf dem besetzten Tian'anmen-Platz für das blutige Niederschlagen des Widerstands. Offiziell kommt es zwischen Berlin und Leipzig an dem Abend zu »Kommunikationsproblemen«. In der Einsatzzentrale der Leipziger Volkspolizei geht der Befehl ein, die Demonstranten ziehen zu lassen. Krenz, Sekretär für »Sicherheit« im obersten Gremium der Partei, und Hackenberg, Einsatzleiter der Leipziger Polizei, telefonieren zur Frage, ob geschossen werden soll. Krenz vertröstet den Einsatzleiter auf einen Rückruf mit neuen Befehlen, der ausbleibt. Bei der Armee sieht es nicht anders aus. 83 Hundertschaften wurden bereits fünf Tage zuvor bewaffnet in »erhöhte Gefechtsbereitschaft« versetzt. Auch hier ist Krenz zuständig, die Armee auf die Straßen Leipzigs zu beordern. Stattdessen erhalten die Einsatzkräfte den Befehl, sich zurückzuziehen.

Natürlich lassen sich Männer wie Egon Krenz und Günter Schabowski nicht in aller Öffentlichkeit vor ihren alten Freunden, mit denen sie den Sommer weiter in der Datsche verbringen, dafür feiern, den Staat der DDR erfolgreich zersetzt zu haben. Aber es gab schon einen sehr klaren Willen, die Bürger nicht mit ihrem eigenen Blut aufzuhalten.

Mit derartigen Betrachtungen lässt sich eine zeitgemäßere Fassung des Untergangs der DDR erzählen, gerade jetzt, wo ein Bundesland wie Sachsen wieder deutlich am extremistischen Abgrund steht. Nicht nur auf der Seite des Widerstands in der DDR sind Menschen. Auch aufseiten des Regimes entscheiden sie. Sie wissen um ihre Macht. Sie können ihre Macht selbst brechen. Das passiert viel zu selten, wenn wir daran denken, dass es in den Reihen von Frontex bis heute keine Whistleblower gibt. Aber es passiert.

Genauso lässt sich von der Spannung zwischen Regime und Bevölkerung der DDR eine Linie ziehen zu Menschen, die 2015 nach Dresden geflüchtet sind. In den ostdeutschen Städten ist genug Wissen übrig. Im Tal der Ahnungslosen leben Menschen, die noch sehr genau wissen, was eine Diktatur ist und was sie für das eigene Leben bedeutet. Man weiß aus eigener Anschauung, was es bedeutet, ein Flüchtling zu sein. Jede und jeder in Dresden hat mindestens einen direkten Verwandten, der *so* bezeichnet wurde, weil er »rübergemacht« hatte. Das Wissen ist da. Aber die Erzählung fehlt. Die Regierung schweigt oder buttert Milliarden in Programme für Antirassismus, Demokratieschulung, Geschichtsaufklärung oder »Bürgerdialoge«. Dabei muss niemand im Osten abgeholt werden. Das ist nur die Form der Arroganz, die wie ein Brandbeschleuniger wirkt. Was es wirklich braucht, ist die Kraft der Schriftsteller und Künstler, die die Menschen mit der eigenen Geschichte – mit *fiction* und *Non-Fiction* – aufklären.

Die Künste können Öffentlichkeit mit Mitteln bewegen, die weder Politik noch Journalismus zur Verfügung stehen. Natürlich ist es wichtig, zu »sagen, was ist«. Aber der Anspruch darf nicht hinter die Erkenntnishöhe zurückfallen, dass das, was ist, wie jede gesellschaftliche Wirklichkeit verhandelt wird. Dies geschieht erzählend, im Modus zu erprobender Fiktionen. Zurückgefragt: Was ist denn? Wissen wir das? Wissen wir, warum Trump gewählt wurde? Wissen wir, warum der Rechtsextremismus auf dem Vormarsch ist? Wissen wir, warum Hitler 1928 in den Wahlen krachend scheiterte und vier Jahre später die Gesellschaft ins Grab reißt? Je klüger eine Person ist, desto weniger kann sie von den wichtigen Dingen erklären. »Sagen, was ist«, ist im Angesicht der Wirklichkeit eine intellektuelle Zumutung. Man kann den Satz anbeten. Aber er passt nach Hamburg, wo Visionen zum Arzt gehören.

Ich bin der Meinung, dass Menschen ohne Fiktionen zum Arzt gehen sollten. Inmitten von Fiktion zeigt sich Wirklichkeit. Mit Phantasie lässt sich der Wirklichkeit näherkommen. Fiktion ist eine ganz passable Möglichkeit *zu sagen, was ist*. Phantasie kann Wahrheit enthüllen. Sie kann uns aus der Höhle gesellschaftlicher Phantasmen befreien. Kunst distanziert uns von der Wirklichkeit. Und Kunst ist, wie Alexander Kluge sagt, nicht nur »Distanzierungsmittel«, sondern auch »Angriffsmittel«.

Wir dürfen die politischen Angriffe nicht dem Zufall überlassen. Mut und Zuversicht brauchen Geschichten. Auch die Geschichten derer, die dabei waren. Sie leben noch. Menschen wollen, dass man von ihnen erzählt. Sie wollen vorkommen. Sonst klicken sie auf AFD-Seiten Amok. Der Timeline-Algorithmus von Facebook strickt ihnen jetzt die gewünschten Narrative. Und sie laufen dann stumpf bei Pegida mit.

Ohne Erzählung, ohne Moral, ohne Wissen kommt der Mensch zu kurz. Wir leben im Zeitalter der moralischen Desorientierung. Wir brauchen die Unterscheidung zwischen Gut und Böse. *Wie mache ich einen besseren Menschen aus mir?* Wir können besser als alle Generationen vor uns zwischen Gut und Böse wählen. Aus dieser Freiheit heraus wurde das Gute weniger attraktiv. Aus einer Wahl zwischen Gut und Böse wird das Gebot, sich ja nicht des

Guten verdächtig zu machen. Gegen diesen schleichenden Verfall der Standards hilft nur das humanistische Wissen. Es helfen Geschichten und Geschichte. Nicht dass Bücher in der Vergangenheit nicht den Humanismus mitzertrümmert hätten. Aber ohne Literatur und Kunst geht es gar nicht. Ohne sie sind wir Barbaren.

Schriftsteller und Künstler waren es, die Deutungen schufen, mit denen wir Menschen uns besser verstehen können. Geist, Seele, Bewusstsein, Ethik, Gewissen – alles Ideen, die nicht von der Philosophie, sondern in der Kunst (im griechischen Theater genaugenommen) entstanden sind. Die Philosophie bemächtigte sich der künstlerischen Entdeckungen. Der Humanismus, die Romantik, der Fascismus – wo immer wir hinblicken, diese Dinge wurden von der Kunst und Literatur freigegraben. Erst in der zweiten Welle stießen Denker nach. Philosophen lasen auf. Die Entdeckungen machten andere.

Es ist erstaunlich, wie viele Ideen, die wir der Psychologie zuordnen, von Künstlern entdeckt wurden. Wir leben in einer Welt der Ideen von Künstlern. Bruno Snell weist diesen Ursprung in seinem atemberaubenden Buch *Die Entdeckung des Geistes* nach. Ob seelische Spannungen, Individualismus, Subjektivität, Kollektivismus oder die Macht von Entscheidungen – alles Entdeckungen der Lyrik und des Theaters. Die Philosophie greift sie auf. Das Theater im antiken Griechenland probiert und entdeckt. Selbst die großen politischen Ideen – wie etwa die Demokratie – nehmen ihren Lauf aus dem Theater und der Literatur. Wie weit die Strahlen der menschlichen Künste reichen und leuchten können, es ist unglaublich.

Was in der Politik verhandelt wird, ist ja nicht weniger fiktiv. Da wird jahrzehntelang die verfassungsfeindliche Fiktion einer homogenen Gesellschaft verteidigt und »gefragt«, ob die Gesellschaft multikulturell sei, während seit mindestens sieben Jahrzehnten 17 Millionen Einwanderer im Land leben (Ossis nicht mitgerechnet). Da inszenieren sich Politiker als von Einwanderung überfordert, und es stellt sich heraus, dass sie noch nie auch nur einen einzigen Einwanderer zu Gesicht bekommen haben, geschweige denn etwas mit dem Phänomen zu schaffen haben. Da wird nichts von dem gesagt, »was ist«.

Wir brauchen weniger Meinungs- und mehr Sehnsuchtsbildung. Die sogenannte Wirklichkeit muss auch erst fiktional ertastet werden. Kunst ist kein Luxus. Kunst ist ein Grundnahrungsmittel. Die Hitzewelle psychischer Krankheiten, die uns erreicht, dürfte nichts mit der Geschwindigkeit der Welt zu tun haben (in der Menschheitsgeschichte gab es wesentlich dramatischere Umbrüche). Aber viel mit dem Niedergang des Buch- und Zeitungsmarktes. Lesen ist nicht eine Kompetenz unter vielen. Ohne das Lesen gibt es keine Artikulation, kein Denken, kein genaues Fühlen.

Der leere und hungrige Geist ist eine Gefahr. Ohne Bücher fehlt dem Geist etwas, und davor müssen wir Angst haben. Der menschliche Geist braucht Bücher. Ohne sie wird die Welt enger. Die Emanzipation von der nackten Realität glückt über Bücher. Die Künste sind vielleicht das wertvollste Werkzeug, das wir haben, um uns unabhängig zu machen.

Das Fangnetz der Politik

Am Rande einer Straße, mitten im Staub vom indischen Kuh- und Autogewimmel, steht ein Rikschafahrer, abgedrängt vom Lärm und von der Welt. Er kaut etwas und blickt in die Kamera der Reporterin. Er soll etwas über indische Politik verraten und über die anstehenden Wahlen. Er will eigentlich nur weiter mit seiner Rikscha, an der lästigen Reporterin vorbei. Er will sich wieder in Staub und Lärm stürzen, Geld verdienen. Die Reporterin bleibt hartnäckig. Er soll etwas über Politik sagen. Aber der Mann will offensichtlich nur Rikscha fahren. Er will sich durchschlagen. Nichts sagen zur Politik. Er findet Politik so schlimm, dass sich sein ganzes Gesicht verzieht, wenn sie ihn darauf anspricht. Schon die Frage tut ihm weh. Politik weckt in ihm alle Fluchtinstinkte. Er will sich auf das Leben konzentrieren, nicht auf Korruption.

Aber die Politik lenkt sein Schicksal. Nicht im Stillen. Sie hat ihn fest im Würgegriff. Sie bestimmt, ob er mehr Geld verdient oder weniger. Sie bestimmt, was mit ihm geschieht, wenn er verunfallt. Die Politik bestimmt, wann er abends zu seinen zwei Töchtern kommt. Wäre Politik nicht so, wie sie ist, atmete er den schädlichen Straßenstaub nicht ein. Er würde vielleicht nicht mit 59 Jahren sterben. Wäre die Politik anders, könnte er zum Unternehmer mit Fuhrpark aufsteigen. Er ist alt und besitzt außer einer Rikscha nichts. Statt die Füße auf der Verandabrüstung mit Blick auf den Golf von Bengalen auszustrecken, versinkt er mitten auf der Straße. Ein einzelnes Schicksal, mitten in Staub und Lärm. Ich werde nie vergessen, wie der Mann seine Rikscha am Ende von der Reporterin wegschiebt. Es sieht aus, als versuche er mit der Rikscha, die Welt vor der Frau wegzuschieben. Er will keine Fragen zu Politik.

Der Rikschafahrer ekelt sich vor den bestechlichen Politikern. Er sieht nicht, was sie mit seinem Leben machen. Wir können wissen, dass die Politik alles bestimmt. Dass sie sein Leben regiert. Die Politik lenkt und bestimmt das Schicksal aller. Nicht nur wegen der Straßen, die die Rikscha befahren kann. Nicht nur wegen des Verdienstes. Selbst die Rikscha ist in dem Sinne schon politisch, dass sie ein Auto sein könnte. Auch dass er eine Rikscha fährt und kein Pferd davor spannt, hat mit Politik zu tun. Es gibt kein Entkommen. Die Politik hat ihn im Griff. Sie frisst indische Männer in den besten Jahren. Die Politik entscheidet, ob sie eine ganze Generation in den Schlund des Krieges mit Pakistan wirft. Politik kettet die Frauen an Männer, Kinder, Eltern und Dörfer.

Zwei Kriege löschten in Europa zwei Generationen aus. Auf den ersten freuten sie sich. Fröhlich zogen sie in den Krieg. Aus der *Weltbühne* des Jahres 1932 kullert die Reue, wie die Besten, die ein Land geben kann, draufgehen. Die zweite Generation duckt sich weg oder mischt mit am Verderben. Sie sterben wie die Fliegen. Nichts bleibt von ihnen übrig. Ossietzky überfällt ein Jahr vor der Regierungsbeteiligung der NSDAP der Zweifel, wie das alles enden wird: »von der Klugheit unsrer Regierenden wird es abhängen, ob dieser Tanz der schöne, lustige Wirbel sein wird, mit dem eine Generation die andre ablöst, oder der Totentanz, mit dem eine überfällige Gesellschaft [...] ahnungslos, im Bettelputz ihrer Illusionen zu Grabe hüpft.«

Genau darum geht es in der Politik: um Klugheit. Wie klug ist Politik? Das Ende unser aller Wohlergehens hängt von der Klugheit der Regierenden ab. Es ist der Bettelputz der Illusionen, der alles zu Boden reißen kann. Von den eigenen Illusionen betäubt und getäuscht, weiß die zweite Generation, dass sie sich Illusionen nicht leisten kann. Dass sie aufwachen muss. Dass sie etwas tun muss. Das Fangnetz der Politik liegt über ihr. Sie spürt es schon. Viele von ihnen begrüßen sich im Zweiten Weltkrieg nicht mit »Heil Hitler!«, sondern mit: »Bleib übrig!« Die Politik definiert nicht nur die Regeln für Ampeln und Parkplätze, sondern auch die des Todes. Im Mittelmeer haben wir die Regeln am deutlichsten, widerlichsten und unwürdigsten ausformuliert.

Eine mildere Form des Extremismus tobt sich im Streit um Abtreibung aus. Während des Studiums habe ich Körperpolitik, d.h. die Idee, dass Politik sich des weiblichen oder männlichen Körpers bemächtigt, belächelt. Ich fand den Gedanken widerlich. Ich wähnte mich in einer Demokratie, die diese Form mittelalterlicher Körperpolitik überwunden hatte. Aber heute will die AFD eine Meldepflicht für Abtreibungen einführen. Politiker, keine 26 Jahre alt, werden in Porträts für den Vorstoß gefeiert, die Rechte von Frauen beschneiden zu wollen. Das bedeutet neuerdings Konservatismus: der juristische Übergriff auf den weiblichen Körper. Anstatt Leben auf den Autobahnen zu schützen, werden Bürgerinnen entmündigt und in die maximale Verfügungsgewalt des Staates gestellt. Da ist es, das Fangnetz, das über uns allen liegt. Als sei die Frau eine zu bewachende Gebärmaschine. Als wären aufgezwungene Kinder kein Verstoß gegen die Menschenwürde.

Die Macht der Regierenden, das Unheil, das sie über eine Bevölkerung bringen können, ist in der politischen Theorie unterreflektiert. Es fehlen Theorien. Es fehlen Bilder. Auch deshalb bemühe ich mich, eines zu finden. Wir haben uns jahrzehntelang damit beruhigt, dass so etwas wie der Zweite Weltkrieg nicht wieder möglich sei. Aber das Leben von Menschen wird im Kleinen Tag für Tag aufs Spiel gesetzt. Im Handumdrehen sind das Eigentum, die Gesundheit, alle Lebenspläne wie ein Sparschwein geschlachtet. Das Gebilde, das wir »unser« Leben nennen, hängt von Rahmenbedingungen ab, die von der Politik geschaffen werden. Deshalb sind erhitzte Gemüter auch nicht ganz unberechtigt, wenn es um die

Staatsverschuldung, die Klimapolitik oder die Digitalisierung der Arbeit geht. Ein falscher Schritt, eine einzige wirklich falsche Entscheidung – und wir sind erledigt. Politik ist übermächtig. Sie gebietet über uns. Sie regiert in unser Leben – in den allermeisten Fällen bleibt es unterhalb der Wahrnehmungsschwelle. Es gibt nur wenige Auserwählte, die den Einfluss jederzeit und überall wahrnehmen. Und die wenigsten von denen sind in der Politik.

Wir laufen jeden Tag Gefahr, unsere Zukunft zu verspielen. Lange ging das gut, weil die Politik sich zum Ziel setzte, das Leben der Menschen besser zu machen. Sie wollte Lebensverhältnisse verbessern. Sie wollte *für Menschen* Gesetze machen. Aber seit ein paar Jahren wird wieder Politik gegen Menschen gemacht. Auf dem Rücken der Schwächeren werden verfassungswidrige Gesetze beschlossen und etwas gestiftet, das man dann »Identität« nennen will (Burka, Minarett, Flüchtlinge).

Es gibt einen Primat des Politischen. Um was für ein Fangnetz handelt es sich? Ein Schleppnetz. Es schleift uns am Meeresgrund hinter sich her. Mit oder gegen unseren Willen. Die einen werden davon verkrüppelt. Die anderen werden nach vorne gespült. Astrid Lindgren erfasst das Übergewicht des Politischen denkbar dramatisch. In die Brandherde und Kriegsschauplätze, in die sich Europa verwandelt, fragt sie: »Bedarf es wirklich nur weniger Menschen wie Hitler und Mussolini, um eine ganze Welt in Untergang und Chaos zu stürzen?« Bedarf es einzig eines Mannes wie Adolf Hitler? Ist das möglich? Reicht tatsächlich ein zweitklassiger Mann von der Stange, um eine ganze Welt ins Chaos zu stürzen? Ist die politische Ordnung wirklich derart fragil? Dazu gleich mehr.

Es ist die Zeit vor dem Münchner Abkommen. Wer war in der deutschen Bevölkerung im Jahre 1938 kriegswillig? Die Propaganda läuft auf Hochtouren. Angesichts der Zeitungsnachrichten, nach denen auch der hinterste Deutsche im Sudetenland gerade geschändet wird, laufen zwar selbst den Regimegegnern Tränen übers Gesicht. Aber den Krieg will trotzdem niemand. Ruth Andreas-Friedrich berichtet in einer Episode, wie Hitler inmitten seiner selbst inszenierten »Unruhen« auf den Balkon der Reichskanzlei tritt, um dem aufgewiegelten Volk zu demonstrieren, dass er Krieg will. Die Inszenierung läuft aus dem Ruder.

Die Berliner umstehen die Reichskanzlei. Hitler zeigt sich am Fenster. Er will testen, wie das Volk reagiert. Die Volksseele soll geprüft werden: »Kein Zweifel«, schreibt Andreas-Friedrich, »Hitler will den Krieg. Was wir eben gesehen haben, war ein ›Test‹. Eine Prüfung der Volksstimmung. Trägt das Eis? Oder trägt es noch nicht? Wir haben ›Nein‹ gesagt [...]. Wir meinen Nein. Und wir wollen nicht. Aber was bedeutet unser Wollen?«

Diese Tests finden bis heute statt (siehe Chemnitz). Trägt das Eis? Oder trägt es nicht? Erregen sich die Gemüter noch? Oder sind sie schon matt (siehe die geistesabwesenden Reaktionen der CDU bei der Ermordung von Lübcke)? Erst als das Regime im Jahr darauf merkt, dass niemand mehr vor dem Balkon der Reichskanzlei protestiert, ist die Zeit reif für Krieg. Die Menschen ließen sich verfrühstücken.

Viele reden sich die Unabhängigkeit ihres Lebens schön. Aber wir hängen *am seidenen Faden der Politik.* Wir sind so abhängig von dem, was politisch entschieden wird, dass es einen verzweifeln lässt. Viele, wie der Rikschafahrer, ertragen die Verzweiflung nicht. Die Politik ist immer direkt und konkret. Sie versuchen, ihre Rikscha in Sicherheit zu bringen. Aber es gibt da keinen Ort, wo sie sie hinschieben können. Es gibt in einem Land kein Außen.

Bedurfte es wirklich nur eines Hitlers, um die Welt in den Untergang zu stürzen? Je länger ich mich damit befasse, desto beunruhigender fällt die Antwort für meinen Politikbegriff aus. Konrad Heiden beobachtet Hitlers Aufstieg in den 1920er-Jahren aus nächster Nähe. Er ist dabei, als die Nationalsozialisten noch keine einzige Erfolgsformel gefunden haben. Aber Hitler ist für Heiden schon im August 1935, vier Jahre vor Ausbruch des Zweiten Weltkriegs, der »größte Massenerschütterer der Weltgeschichte«. Er hält ihn für den brillantesten Redner, Lügner und Politiker seiner Zeit. Und trotzdem fragt er sich, wie genau das möglich ist. Hitler sei in seinem bürgerlichen Leben doch nur ein »Bettler und im Krieg ein unbedeutender grauer Soldat« gewesen (eine absolut zutreffende Beschreibung seiner Biographie). Wie kann es sein, dass ein so unbedeutender Mensch der größte »Massenerschütterer der Weltgeschichte« wird? Selbst wenn man den üblichen Legenden vom einfachen, anspruchslosen Soldaten keinerlei Glauben schenkt (Hitler ist von Anfang an größenwahnsinnig und lauert auf passende Gelegenheiten), steht Hitlers Naturell, viel mehr noch als das von Adolf Eichmann, im völligen Widerspruch zu seiner historischen Bedeutung. Heiden schreibt über Hitlers Charakter: »*... so sehr sah er nach nichts aus* mit seinem glatten, brillantinierten Haar, den Scheitel fast in der Mitte [...] – ein Mann, wie von der Stange gekauft.«

Die Geschichte sät keine entsprechenden Eigenschaften in die Seele, um Sturm zu ernten. In der Politik kann ein Tellerwäscher Welterschütterer werden. Wie ist das möglich? Die Übermacht des Politischen wird erst einmal geleugnet. Wenn die vielen Rikschafahrer nicht mehr an den Einfluss der Politik glauben, ist es leichter, Politik gegen sie zu treiben. Dann wird es leichter, die besten sinnbildlich an die Front zu werfen. Einer extremistischen Regierung kommt die Vorstellung äußerst entgegen, dass das Leben von Menschen nicht auf Gedeih und Verderben vom Politischen abhängt. Je unpolitischer eine Bevölkerung ist, desto besser. Keine Ansprüche mehr.

Schnitzler hält aus diesem Grund im Mai 1915 die Geschichte für einen Verrat »der Mächtigen gegenüber dem Bewußtsein und der Phantasie des einzelnen«. Am Ende schunkeln die Körper von jungen Männern auf der Ladefläche eines Pferdewagens – als Kanonenfutter. Körperlich erschöpft, von den Schotterpisten halb zu Tode geschleudert, mit matten Seelen. In diesem Zustand geht keinem mehr auf, dass es die Weisung eines Einzelnen ist, die sie an den Rand Europas führt. Halb Europa war auch nach dem Ersten Weltkrieg pazifistisch. Die Zeit war alles, nur nicht auf Hitler eingestellt.

Den Krieg wollte eine Minderheit. Die, die sich nach ihm sehnten, sahen nach nichts aus. Ihre Gefühls- und Gedankenwelt kam von der Stange. Aber sie sammelten treue Anhänger, bewaffneten sich und glaubten an die eigenen Möglichkeiten. Ihr Aufstieg war kein Zufall. Er war das Ergebnis von Beharrlichkeit. Sie gaben nicht auf. Hitler war auch von den 2,6 Prozent der Wählerstimmen – eine

Katastrophe für jeden, der »Diktator« werden will – vier Jahre vor dem Wahlsieg mit 37,3 Prozent nicht zu entmutigen. Er war überhaupt nicht zu entmutigen. Sein Wille war wahrlich aus funkelndem Stahl.

Was hat Hitler gemacht? Er hat die Machtübernahme gegen alle Wahrscheinlichkeiten geplant. Und setzte sich durch. Heiden tituliert seine Epoche als ein Zeitalter der Verantwortungslosigkeit. Die Diktatur sei ideal gewesen für das Bedürfnis all der Rikscha- und politischen Schwarzfahrer, die sich jemanden aussuchen, der für sie handelt. Heiden schreibt, dass seine Zeitgenossen lieber schlecht behandelt werden wollten, als selbst entscheiden zu müssen.

Der antiautoritärste Moment (und das Antiautoritärsein ist die notwendige Bewegung gegen einen neu aufkeimenden Autoritarismus) ist hingegen der, in dem der Bürger sich als Bürger erkennt. Die jüngere Geschichte führte dieses Machtbewusstsein zweimal herbei. Zwei breite Bürgerbewegungen waren es, die zu den Sensationen der Jahre 1989 und 2015 führten. In beiden Fällen »riss« das Schleppnetz der Politik. Zwei Epochenumbrüche, in denen die Bürger erkannten, dass sie die Bürger sind und ihre Politik bestimmen können.

Die erste Bürgerbewegung wird zu Helmut Kohls »Wende« (eine Zweitverwertung seines Wahlkampfschlagers einer »geistig-moralischen Wende« aus dem Jahr 1980 – wir folgen bis heute der hölzernen ideenlosen Sprachregelung eines CDU-Parteiprogramms, statt das Ereignis bei seinem Namen »Revolution« zu nennen). Die zweite Bürgerbewegung, die die Menschlichkeit des Jahres 2015 nicht nur wollte, sondern eben über den politischen Gegenwillen zur Anarchie einen Augenblick lang triumphierte (und das politisch gewollte Versagen der Notversorgung von Menschen auch noch ausglich), wurde zur »Flüchtlingskrise«. Georg Diez schildert den Moment republikanischer Selbsterkenntnis so: »Viele Menschen entdeckten für sich, was es heißt, ein Bürger zu sein, aktiv zu sein, Menschen direkt zu helfen, nicht abzuwarten, bis jemand kommt und einen auffordert, wie das geht, selbst zu handeln, selbst Verantwortung zu übernehmen, sich selbst als Teil dieser Gesellschaft zu definieren, die offen ist und human.«

Wir müssen mitunter handeln. Weil wir von Politik abhängig sind. Weil sie unser Leben im Schleppnetz über den Grund der Geschichte zerrt. Beide Bürgerbewegungen waren durchdrungen von einem starken Willen zur Republik, einem vorbildlichen deutschen Republikanismus, und einem unvergleichlichen Verantwortungsgefühl. Dieser Kern beider Bewegungen wurde von der Politik einfach überschrieben. Bei der ersten mit Helmut Kohls Geistesgegenwart und bei der letzten mit Angela Merkels Unwillen, Soldaten an die Grenzen zu werfen.

1989 und 2015. Zwei Jahrhundertmomente. Epochenumbrüche. Während 1989 in das offene Herz einer Regierung einschlug, obsiegte nach 2015 der Wille, die Zustände sich selbst zu überlassen, um damit einer noch so engagierten Zivilgesellschaft zu beweisen, dass »das nicht geht«. Wo waren Kohls Geistesgegenwart, sein geschichtlicher Spür- und vor allem Frohsinn 26 Jahre nach dem ersten Mauerfall? Warum erwartete niemand die spielerische Leichtigkeit, mit der der korpulente Kohl 1989 von einer Seite des internationalen Parketts auf die andere getanzt war? Wo war diese Form der maximierten Aufmerksamkeit im Jahre 2015?

Es wird erst Jahre später deutlich. Die Kanzlerin hielt nicht eine Rede zu den Neuankömmlingen. Und sie schwieg auch die Bevölkerung an. Zugegeben, das Tempelhofer Feld wäre historisch gesehen kein guter Ort für eine solche Rede gewesen. Aber hätte sich die Bundeskanzlerin nicht vor den Bundestag stellen und all die Flüchtlingshelfer nach Berlin einladen können? Welche Nacht wäre dafür besser geeignet gewesen als die des 3. Oktobers 2015? Genau 25 Jahre nach der einen Festnacht von 1990, als um Punkt 0.00 Uhr ein Feuerwerk die Dunkelheit und das Glück Hunderttausender erleuchtet? Helmut Kohl, Willy Brandt und Richard von Weizsäcker stehen vor dem Reichstag, um dieser ersten Nacht der deutschen Einheit symbolisch eine Form zu geben.

Welche Nacht wäre besser geeignet gewesen als diese, 25 Jahre später? Ein Dankeschön der Kanzlerin. Ein Ausblick an die Neuangekommenen. Was hätte aus dieser neuen »deutschen Einheit« am 3. Oktober 2015 erwachsen können? Was ist die »deutsche Einheit«, wenn nicht die Kraft des Jahrhundertmomentes, der sich im Sommer 2015 ereignete? War da schon zu viel los am 3. Oktober 2015? War der Terminkalender voll? Waren das Zupacken der Zivilgesellschaft und der schier unglaubliche Wille zur Humanität keine Rede, keine Feier wert?

Die deutsche Geschichte ist eine Lehrmeisterin. Deutschland besitzt die Erfahrung von zwei breiten Bürgerbewegungen. Wenn die Geschichte ihr Muster beibehält, folgt die nächste erst im Jahr 2041. 1989 wurden die Revolutionäre von Kohls Geistesgegenwart platt getreten. Und die Akteure von 2015 politisierten sich wider Erwartend nie, obschon sie direkt unter den politischen Missständen fehlender Gesetze und anhaltender Repressionen litten. Wir dürfen begreifen und unsere Politik zurückerobern. Der Wille zum Humanismus gehört ins Zentrum unserer Politik.

Dabei liegen die Parallelen von 1989 und 2015 viel tiefer. Die beiden Jahrhundertmomente haben auch mental alles miteinander gemein. Die revolutionäre Energie, die zu dem führte, was wir heute den »Mauerfall« nennen, ist genau das, was sich 2015 erneut gegen den Willen der Europäischen Union ereignete. Die Landesgrenzen sind dicht. Die Seewege etwas für Lebensmüde. Die Gesetze der Abschottung waren längst in Kraft. Da ereignet sich der zweite Mauerfall. Die neuen Mauern waren es, die das Zentrum für Politische Schönheit in drei aufeinanderfolgenden Aktionen zuvor angeprangert hatte (*Kindertransporthilfe des Bundes*, *Die Toten kommen* und *Erster Europäischer Mauerfall*). Die Mauer stürzte ein. Aber die Kraft des Falls hielt nicht. Wir brauchen das, was Helmut Kohl ein »offenes Haus Europa« genannt hatte. Genau dafür ereignete sich der zweite Mauerfall 2015.

Erst wenn Menschen die Politik als *ihre* Politik, als ihr Leben und als ihr Schicksal wiedererkennen, beginnen sie sich zu wehren. Wir müssen über unsere Politik reden. Die Zeit drängt. Menschen sterben. Es ist unsere Politik, die sie ertrinken lässt. Was ist bloß los mit dem Republikanismus in Deutschland? Was ist los mit der Republik? Was sind wir, wenn wir keine Bürger mehr sind? Wir sind keine Untertanen. Es gibt öffentliche Dinge, und sie werden gerade in der Weise angegangen, dass wir unserer Politik misstrauen müssen.

Das ist unser Leben. Das ist unsere Zeit. Wir könnten das besser. Wir tragen die Verantwortung. Nur wir. Das darf kein Zeitalter der Verantwortungslosigkeit werden.

Das Verhältnis von Kunst und Gewalt

Das Jahr 2014. Das Inferno in Syrien sorgt in der westlichen Welt für eine seltsame Mattheit. Alle wissen, dass in Aleppo Familien und Kinder in die Luft gesprengt werden. Deutsche Organisationen haben hochauflösende Spiegelreflexkameras ins Land geschmuggelt, um die Verbrechen zu dokumentieren. Die Flut der hochaufgelösten Gewaltbilder wird aber weitestgehend ignoriert. Schweizer Zeitungen drucken sonntags blutverschmierte Kindergesichter auf den Titelseiten. In Deutschland findet die systematische Ermordung einer ganzen Zivilbevölkerung visuell nicht statt.

In diesem Moment erweckten wir eine Rettungsaktion zu neuem Leben, die in den Geschichtsbüchern heroisch gefeiert wird. Im Mai 1938 erließen die alliierten Staaten einen Visumszwang für Reichsdeutsche, der einzig Juden und Regimegegner traf. Wegen der Reichsprogromnacht erbarmte sich Großbritannien des Leids der unschuldig Verfolgten und öffnete für Kinder den Eisernen Vorhang der eigenen Abschottungspolitik. In den zehn Monaten bis zur Kriegserklärung können insgesamt 10000 Kinder gerettet werden. Ihre Angehörigen werden schon in Auschwitz, Treblinka und Majdanek vergast.

Wir wollten zeigen, wie das aussieht, wenn die deutsche Bundesregierung für einen Moment Ernst macht mit den eigenen humanistischen Ansprüchen. Hilfsorganisationen sprachen von 5,5 Millionen betroffenen Kindern in der Region. Wir fanden, dass das Mindestmaß an Humanität darin besteht, wenigstens ein Prozent aller Kinder buchstäblich zu retten. Genau wie in den Kindertransporten von 1938. Das wären dann nicht 10000, sondern 55000 Einreisebewilligungen für Kinder aus Aleppo gewesen. Wir übersprangen die Beschlüsse und die politische Willensbildung und gingen direkt in eine Welt über, in der die Rettung beschlossene Sache war.

Es gab eine politische Heldin, die für eine solche Rettungsmission zuständig war, weil sie die Bevölkerung zur Hilfswilligkeit aufruft. Wer wäre zuständig, Pateneltern in Deutschland für 55 000 syrische Kinder zu finden? Wen würde die Kanzlerin damit betreuen? Richtig, die Familienministerin. So starteten wir gegen den Eisernen Vorhang der eigenen Abschottung die *Kindertransporthilfe des Bundes*. Mit einer orchestrierten Kampagne, unzähligen Hilfswilligen und überhaupt keinem Geld suchten wir im Namen der damaligen Familienministerin Manuela Schwesig (mit der die SPD internationale Solidarität beweist) nach Familien, die bereit sind, ein Kind aus dem Krieg aufzunehmen.

Das Ergebnis war überwältigend. Ein Jahr vor der berühmt gewordenen Willkommenskultur erlebten wir eine Form der Hilfsbereitschaft, die uns überwältigte. Zu unserer Überraschung hatten sich nach sechs Tagen mehr als 55 000 Menschen registriert, die Kinder in Obhut nehmen wollten. Obschon die Berichte über unser Projekt in der Presse mit den Worten »Kunstprojekt«, »nicht echt« und »fake« begannen, war es den Menschen egal, ob wir *noch* Fiktion waren. Diese Warnhinweise interessierten Bürgerinnen und Bürger nicht. Sie wussten, dass Rettung möglich war und Druck nötig. Sie stürmten die damals noch sehr kleine Zentrumsbude. Und wir stürmten mit dieser Macht das Kanzleramt. Wir legten vorher einen Termin fest, den der Regierungssprecher Steffen Seibert für die Bundesregierung am Ende zähneknirschend mit uns vereinbarte, um darüber zu verhandeln, ob die Schlüssel einer schlüsselfertigen Rettungsaktion übergeben werden können. Wir hatten nicht nur die Adressen der Willigen. Wir hatten auch die geänderten Gesetzestexte im Gepäck, die die Innenminister der Länder nur noch weiterfaxen mussten. Bei uns sah man den Traum der Menschlichkeit gestochen scharf. Wir nennen dieses Prinzip Hyperrealismus – wenn die Fiktion schärfer gestellt ist als die Realität.

In diesem Moment bemerkte ich, dass Aktionen eine Macht bergen, die die Gesellschaft nicht nur berühren, sondern verändern kann. Die Fiktion kann eine Gesellschaft an ihre Humanität erinnern. Sie kann sie zur Humanität orientieren. Das ist der entscheidende Punkt. Journalisten schrieben und schrieben zu Syrien. Gestandene

Journalisten verzweifelten an der Gleichgültigkeit, mit der die deutsche Öffentlichkeit auf den Krieg in Syrien reagierte. Aber die *Kindertransporthilfe des Bundes* bewies, dass die Gleichgültigkeit nur existiert, solange nichts dagegen unternommen wird. Wenn die Regierenden die Bevölkerung um Hilfe bitten, kommt etwas Großes in Gang. Denn die Zivilgesellschaft will etwas tun. Und ich lernte etwas Entscheidendes: Die Menschen schauen bei Massenverbrechen nicht weg, weil sie diese Dinge nicht berührten, sondern weil sie die Untätigkeit ab einem ziemlich frühen Moment nicht mehr ertragen können. Niemand kann das.

Die Zeitungsberichte über das syrische Blutvergießen sorgten für Lethargie und Ohnmacht. Aber die *Kindertransporthilfe* stieß auf etwas Bedeutsames: In der Wirklichkeit gibt es für den Journalismus eine Grenze, die die Kunst mühelos passieren kann. Bei der Darstellung von Gewalt ist für den Journalismus an einer Stelle Schluss, wo es für die Kunst erst richtig anfängt.

Das Bundesfamilienministerium reagierte mit nackter Panik. Durch eine Panne stand in einem Zeitungsartikel (relativ zutreffend) ziemlich viel darüber, was noch alles auf das Familienministerium zukommen könnte und dass wir auf einen Kampf über Wochen eingestellt waren. Die Regierung sah sich in die unangenehme Lage gebracht, der Bevölkerung zu erklären, dass die eigene Politik die Rettung von Kindern gar nicht vorsah. Sie hatte auf Abschottung gesetzt und nicht mit einem humanitären Bewusstsein der Gesellschaft gerechnet. Am Ende beschlossen die Innenminister der Länder tatsächlich, 10 000 Menschen aus Syrien ins Land zu lassen.

Weshalb war im Falle Syriens die journalistische Darstellung der Verbrechen begrenzt? Warum war eine Aktion in der Lage, die Gesellschaft aufzumischen und etwas zu verändern? Die Fiktion der *Kindertransporthilfe* ermöglichte der Bevölkerung zum ersten Mal in drei Kriegsjahren einen Ausblick auf das, was sie tun konnte (und musste). Dass Rettung *möglich* war. Dass da Kinder waren. Dass ein politisches Eingreifen machbar war.

Es ist nicht so, dass der Journalismus das nicht getan hätte. Aber der Unterschied zwischen einem Artikel, der diese Möglichkeiten auflistet, und einer Aktion, die sie einfach ergreift und der Öffentlichkeit vorspielt, ist entscheidend. Die Aktion war eine Aussichtsterrasse, zu der Hunderttausende den Aufstieg wagten, um in eine bessere Welt zu blicken. Sie sahen, dass die Politik der Rettung möglich war. Sie blickten auf ihre eigenen Möglichkeiten. Sie schauten auf die Bürgerbewegung im kommenden Jahr voraus.

Es sind die Tore der Vorstellungskraft, die für den Journalismus nicht in derselben Weise geöffnet sind wie für Kunst und Literatur. Journalismus muss sich an der Stelle *zu sehr* an die Wirklichkeit halten. Er kann nicht einfach von einer anderen Welt träumen oder sie für die Bundesregierung ausrufen. Selbstverständlich ist auch eine Journalistin in der Lage, den Blick auf eine bessere Politik zu riskieren. Sie kann in den blühendsten Farben ein Rettungsprogramm der Bundesregierung ausmalen. Sie kann sogar weitergehen und beschreiben, wie die Helikopter der Bundeswehr die Kinder aus Aleppo ausfliegen. Sie kann schildern, dass das alles der Eigensinnigkeit einer Politikerin zu verdanken ist, der »Verteidigerin der Humanität«, wie wir Manuela Schwesig nannten. Das war ernst gemeint. Schwesig hat damit nur nicht Ernst gemacht, was nicht der Fehler der Kunst ist. Sie hätte sagen können: »Was für eine große Idee. Das setzen wir jetzt um. Danke.« Alles war auf den Moment angelegt, ihr die Adressdaten der Familien weiterzureichen, die bereit sind, syrische Kinder in Deutschland aufzunehmen.

Aber so weit, wie eine Journalistin diese Rettungsaktion in einem Artikel stattfinden lassen kann, so sehr wäre sie als Autorin darauf verpflichtet worden, am Schluss zu sagen: »Plopp!« Sie hätte die Rettungsaktion wie eine Seifenblase platzen lassen müssen. Der Journalismus handelt nur mit Fiktionen, solange er sie als solche kenntlich macht und auflöst. Ganzseitige Anzeigen im *SPIEGEL,* in denen die Chefredaktion im Namen der Bundesregierung nach deutschen Pflegeeltern für syrische Kinder fahndet? Undenkbar.

Kunst kann warten, bis eine Fiktion real wird. Sie kann sagen, was wird. Die Kunst muss im Gegensatz zum *SPIEGEL* nicht sagen, was ist. Sie kann auf Eskalation beharren. Darauf, was werden sollte. Niemand ist der Kunst böse, wenn die Politik eine Rettungsaktion verhindert und gerade dadurch allen vor Augen führt, wie unmenschlich und grässlich unsere Politik ist.

Wenn die Familienministerin auf das Angebot eingestiegen wäre, wären Kinder gerettet worden. In diesem Falle haben die Innenminister der Länder 10 000 Menschen das Leben gerettet. Die Wirkung dieser Aktion in Form eines *SPIEGEL*-Artikels wäre niemals dieselbe gewesen. Bei den Aktionen des Zentrums für Politische Schönheit ist es jederzeit möglich, dass sie Wirklichkeit werden. In jedem Augenblick wäre es nicht nur möglich, sondern auch richtig und wichtig gewesen, dass wir die Größe besitzen, diese Aktion Realität werden zu lassen. Die Regierung gibt Milliarden für teure Berater aus, aber keinen einzigen Cent für die Beratung zu mehr Humanität. Für einen Rat, der in unsere Nachwelt strahlt: politische Schönheit.

Wenn wir von unseren Aktionen berichten, bekommen Zuhörerinnen nicht selten Bauchschmerzen. Sie kritisieren: »Ihr habt absichtlich Menschen reingelegt!? Wer sich da meldet, um ein syrisches Kind aufzunehmen, wollte doch etwas Gutes tun. Und ihr legt sie rein?« Aber die, die bei der *Kindertransporthilfe* dabei waren und die tektonische Verschiebung der Wirklichkeit miterlebt haben, sehen das anders. Das Gefühl, dass die Regierenden uns um unsere Möglichkeiten betrügt, dass Politik unter dem bleibt, was wir von ihr erwarten können, das ist, was Kunst aufrütteln kann. Wenn hier jemand irgendwen reinlegt, dann ist es die Politik der Regierung. Natürlich gibt es Menschen, die Strafanzeige stellen. Das ist ein gängiges Phänomen bei allen unseren Aktionen. Jeder Bürgerin steht es frei, Strafanzeige zu stellen. Es gibt keine Aktion, die mit Strafanzeigen nicht regelrecht überzogen wird. Aber die überwiegende Mehrheit der Hilfswilligen, die wir mit der *Kindertransporthilfe* erreichten, wurde zu treuen Spendern. Wir nennen diese Spender Komplizen. Denn darum geht es: um Komplizenschaft bei Verbrechen, die uns in eine bessere Welt führen.

Die Presse muss, was Gewalt anbelangt, seriös und sachlich bleiben. Sie kann Lösungen, die zwar existieren, aber nicht ergriffen werden, nicht als Wirklichkeit ausgeben und damit auch noch über Wochen die Verbrechen der Politik anklagen. Die Wirklichkeit unserer Rettungsmaßnahmen ist rein fiktiv. Und das ist der eigentliche Skandal. Das ist, was uns wirklich beunruhigen sollte – dass es keine Realität der Rettung gibt. Die Kunst ist nicht gebunden an Seriosität oder Sachlichkeit. Unser Motto bei der Attacke der Eigentümer des milliardenschweren Rüstungskonzerns Krauss-Maffei Wegmann lautete: Warum sachlich, wenn es auch persönlich geht? Die Aktion führte damals dazu, dass einer der Eigentümer sein Schweigen brach, in den Medien Interviews gab (was nie geschieht bei Waffenhandel) und aus dem Konzern öffentlich ausstieg.

Über die Macht der vierten Gewalt ist viel geschrieben worden. Es gibt keinen Zweifel daran, dass Journalisten in der Lage sind, Waffenhändler zu entlarven und illegale Geschäfte aufzudecken. Aber sie tun das mit Investigation, nicht mit Fiktion. Was ist mit der Macht der Fiktion?

Kunst kann Gegenwirklichkeit herstellen. Von ihr wird erwartet, dass sie Fiktion ist. Deshalb empören sich in der Kunst auch so viele Fachleute über das Zentrum für Politische Schönheit. Wir sind ein umgedrehter Claas-Relotius-Fall für die Kunst: Wo Fiktion erwartet wird, ist bei uns Wirklichkeit.

Gegenwirklichkeit wirkt auf unsere Realität zurück und verändert diese mit der Kraft der Schönheit. Wir müssen das wollen. Bei der *Kindertransporthilfe* war die Lage so verzweifelt, dass die Frage lautete: Wir müssen Kinder schon auch retten wollen. Die Bevölkerung zögerte nicht eine Sekunde. Aber die Bundesregierung offenbarte ein herrisches: »Nein!« Dieses *Nein!* wirkte auf die deutsche Öffentlichkeit beinahe genauso verstörend wie die syrische Gewalt selbst. Zu Recht. Denn diese politische Entscheidung verkörpert eine Form der Gewalt.

Die vierte Gewalt behandelt uns nicht zuletzt aus diesem Grund eher zuvorkommend. Weil sie weiß, dass wir eine Grenze spielerisch überqueren, die der Journalismus gar nicht übertreten darf. Wir dringen vor in ein Territorium der Phantasie. Die Kunst ist dazu da, genau den Boden zu erkunden. Berichterstatter dürfen uns dabei begleiten. Und das Territorium ist in unserem Falle deshalb so wichtig, weil es bei der Art von Fiktion, die wir betreiben, immer um das geht, was wir dringend brauchen: Humanität.

Journalisten dürfen schildern, was in dieser Gegenwelt zu sehen ist. Sie dürfen zeigen, was die Gesellschaft davon hätte. Die Kritik der Macht ist nicht nur mit Zeitungsartikeln oder gut vorbereiteten Interviews möglich. Das Holocaust-Mahnmal vor Höckes Haus wird auf ewig an ihm kleben bleiben und bildet ein besseres Gegengewicht zu seiner infamen »Dresdner Rede« als die meisten kritischen Artikel über ihn. Alle haben gegen die Strache-Kurz-Regierung angeschrieben. Aber es bedurfte einer ganz anderen Unternehmung, einer Oligarchennichte, einer Finka auf Ibiza, eines eindrucksvollen Helikoptereinsatzes und dem gänzlich fiktiven Interesse an einem Jagdgrundstück, um sie zu Fall zu bringen. Die Kontrolle der Mächtigen ist mit Fiktion möglich. Die Kritik an der Syrienpolitik wird durch eine Aktion wie die *Kindertransporthilfe* überhaupt erst eindringlich. Wenn unsere Politik, die wir alle miteinander verantworten, jeden humanistischen Anspruch fahren lässt, sollten wir das wissen.

Mir bereitet allerdings eine immer größer werdende Selbsthemmung der vierten Gewalt bei der Vermittlung unserer Aktionen Sorge. Journalistinnen und Journalisten glauben sich mit dem Gedanken zurückhalten zu müssen, dass wir etwas wollen, das die Gesellschaft polarisiert. Dieser Vorwurf war bislang nur vonseiten der Regierenden zu hören: insbesondere vom Innenministerium. Eine Sprecherin sagte vor laufenden Kameras in der Bundespressekonferenz: »Die Aktionen des Zentrums für Politische Schönheit tragen dazu bei, eine Polarisierung der politischen Debatte voranzutreiben und einer Spaltung der Gesellschaft Vorschub zu leisten.« Seither wird dieser Vorwurf auch von eher kritischen Journalisten übernommen.

Wenn eine offene und großzügige Gesellschaft, die Durchsetzung des Rechtsstaats oder die verfassungsmäßig garantierte freie Kunst die Gesellschaft zu spalten vermögen, dann liegt das vielleicht weniger an der offenen Gesellschaft, dem Rechtsstaat oder der freien Kunst als an denen, die diese Güter als spaltend erleben. Wen ein Bekenntnis zur Demokratie zu empören vermag, der steht vielleicht schon nicht mehr mit beiden Beinen auf dem Boden des Grundgesetzes.

Das Interesse an Humanität stellt keine Meinung in der politischen Debatte dar und ist nicht gleichwertig mit der Meinung, dass die Gewaltenteilung oder die freie Presse abgeschafft gehörten. Für den Humanismus existiert keine demokratiefeindliche Entsprechung. Der Rechtsextremismus gehört ganz einfach nicht zur demokratischen Debatte dazu. Er steht weit abseits davon. Wir haben uns alle schon viel zu sehr daran gewöhnt, dass rechtsextremes Gedankengut in einem Teil der Gesellschaft vorhanden ist. Die offene Gesellschaft lebt davon, dieses Gedankengut nicht zu dulden. Das Interesse an Mitmenschlichkeit ist ein Grundsatz, durch den die politischen Debatten überhaupt erst stattfinden können. Humanität ist keine Position unter vielen. Sie ist keine Meinung, die dann der Rassist konterkarieren kann. Sie ist die Substanz der Republik. Sie ist die Substanz dessen, was wir mit der Würde des Menschen eigentlich meinen.

Wenn es zu Massenmorden kommt, stößt die vierte Gewalt an eine natürliche Grenze. Die Vermittlung von Gewalt muss journalistisch scheitern, weil sich die meisten Menschen von der Darstellung von Gewalt abwenden. Es ist die natürliche Reaktion des Menschen, sich vor Gewalt zu ekeln. Wer sich vor dem Fleischberg, der ein Mensch in einer Aufnahme aus dem staubgebombten Aleppo ist, nicht wegdreht, verliert die Achtung vor dem Leben. Die Achtung vor dem Wert des Menschen sinkt, je mehr Gewaltbilder wir zu sehen bekommen. Menschen bluten. Sie schlottern vor Angst. Die Öffentlichkeit dreht sich – körperlich – weg, wenn eine Redaktion sich wieder einmal traut, zusammengesackte sterbende Menschen in Form einer Anklage zu präsentieren.

Ich wurde in den letzten Jahren immer wieder von Zeitungsredaktionen als Blattkritiker eingeladen. Dort brachte ich an, dass der Krieg gegen die Menschheit, den Assad führt, auf die Titelseiten gehört. Die Redaktion der *ZEIT* etwa gab eine einleuchtende Erklärung, warum das nicht geschieht. Ich sollte mir vorstellen, wie die Zeitung in der Mitte durchgeknickt nur von der Oberseite sichtbar im Kioskständer stecke. Die Redaktion denkt beim Bildteil der Titelseite an den Kiosk. Sie denkt nicht an die sichere Bank der Abonnenten, die eine Zeitung nicht abbestellen, nur weil auf Seite eins an den Zivilisationsbruch erinnert wird. Das ist nicht verwerflich. Ich halte das für überzeugend. Die Redaktion denkt an den

Mechanismus, dass eine halbwegs normale Leserin am Kiosk nicht mehr nach der Zeitung greift, wenn ihr auf der Titelseite ein blutverschmiertes Kind entgegenblickt.

Es ist die gewöhnliche, die aufrichtige Reaktion der Öffentlichkeit, auf die verwackelten Aufnahmen des Kraters und der Kinder, die von Rettern in notdürftig eingerichtete Krankenstationen transportiert werden. Liegt Entsetzlichkeit in der Luft, gibt es nur wenige Menschen, die weiter freiwillig einatmen. Wie bereits erwähnt, verweigerten sich die deutschen Zeitungen auch, den dreijährigen Alan Kurdi abzudrucken. Aber nehmen wir einmal an, in einer Redaktion gibt ein unbarmherziger Kriegsreporter den Ton an und macht jeden Tag mit dem Blut der Menschen in Syrien auf. Was geschieht mit uns, die wir diese Bilder sehen? Warum wenden wir uns von Gewaltdarstellungen *natürlicherweise* ab?

Wir sind in der glücklichen Lage, dass es einem Schriftsteller gelungen ist, den Mechanismus dahinter zu überliefern. Es handelt sich um eine relativ alte Schilderung – von Rilke. Er berichtet, dass sich die Bestandteile der Gewalt im Körper des Betrachters ablagern. Auch hier geht es (wie bei Hans Magnus Enzensberger) um Moleküle, die irgendwo zwischen Rippen und Organen stecken bleiben: »Die Existenz des Entsetzlichen in jedem Bestandteil der Luft. Du atmest es ein […]; in dir aber schlägt es sich nieder, wird hart, nimmt spitze […] Formen an zwischen den Organen; denn alles, was sich an Qual und Grauen begeben hat auf den Richtplätzen, in den Folterstuben, den Tollhäusern, den Operationssälen, unter den Brückenbögen im Nachherbst: alles das ist von einer zähen Unvergänglichkeit.«

Gewalt ist molekular. Sie verkantet sich im Körper, und ihre scharfe Form reißt die Organe auf und lässt uns innerlich verbluten. Wir ertragen die Gewalt nicht. Wir meiden sie, wo wir können, weil sie in uns stecken bleibt. Auch wenn sie an anderen Menschen begangen wird. Aus unserem Inneren bekommen wir sie nicht heraus. Sie macht uns unbewohnbar.

Deshalb hegen Menschen eine natürliche Abscheu vor Gewalt. Die Gewaltbilder sind wie Pfeile, die sich in den Magen bohren. Der Pfeil bleibt in allen stecken, die nicht blitzartig wegschauen.

Gekauft wird die Zeitung, die auf dem Titelbild die menschliche Apokalypse zeigt, nicht deshalb nicht, weil alle so gleichgültig wären, sondern wegen der Lähmung, der Atemnot, dem Entsetzen und den Kältegefühlen. Wer hinsieht, ist verloren. Die Gewalt, verübt an anderen Menschen, vermag augenblicklich in uns einzudringen. Sie ist unerträglich. Sie besiegt uns. Das Schicksal anderer Menschen schlägt in uns ein.

Wir haben andere Menschen immer schon in uns. Wir enthalten sie. Jede Form von menschlichem Schmerz, stammt er von uns selbst oder von einem Kind aus Aleppo, ruft Unlust hervor. Unlust ist vielleicht zu kurz gegriffen. Es geht um Unbehagen, Appetitlosigkeit, Beklommenheit. Und zwar mit uns, die wir das zulassen. Wir wissen, dass das nicht geschehen darf. Es wäre das Mindestmaß an Humanität, die Kinder zu retten. Aber wir verdrängen diesen Schmerz. Wir stempeln Schutzbedürftige lieber zu Terroristen (so lautete tatsächlich der Hauptvorwurf in Syrien im Sommer 2014: »Alles Terroristen!«) und die, die die Hölle von Kabul durchlitten haben, zu Vergewaltigern ab, als den Schmerz zu sehen. Statt zu betrachten, was sie erlebt haben, statt zu verstehen, was sie mit uns zu tun haben, entmenschlichen wir sie und haben »Sorge« vor ihnen. Das macht es leichter.

Die Bilder der Verletzung sind monoton. Sie sind abgründig, aber langweilig. Im Schützengraben des Ersten Weltkriegs liegt der Maler Franz Marc, der das Grauen mit ansieht. Maler verfügen über ein geschultes Auge für die Welt. Und Marc bekommt eine ebenso außergewöhnliche Wahrheit zu fassen wie Rilke. Er ummantelt das Wesen der Gewalt, die ihm Tag für Tag ins Herz splittert, in einem geheimnisvollen Satz: die Wirklichkeit sei »von grauenvoller Stummheit chiffriert«.

Diese Enthüllung fungiert für den Schriftsteller Hans Christoph Buch, der mich auf diese und andere Stellen hinwies, als Kronzeuge einer Demarkationslinie zwischen Presse und Kunst. Es ist nicht möglich, das Grauen der Gewalt in einem Artikel wirklichkeitsgetreu wiederzugeben. Es macht auch gar keinen Sinn. Das Grauen und die Stummheit müssen selbst *dechiffriert* werden. Die Gewalt muss erst entziffert werden. Der Journalismus ist nur begrenzt in der Lage, die Stummheit und Monotonie der Gewalt zu entziffern. Diese Enträtselung ist das Metier der Schriftsteller und Künstler. Sie sind wahre Experten darin.

Das Wissen darum, dass die Kunst dafür zuständig ist, dass wir uns das Leid vorstellen, weil sie darin eine höhere Meisterschaft erreicht als der Journalismus, ist nicht neu. Die meisten haben diese Einsicht nur wieder vergessen. Die Kunst kann einen physikalischen Schrei »in das süße Gefühl des Mitleids verwandeln«. So formuliert es kein zeitgenössischer Denker, sondern Gotthold Ephraim Lessing. Und zwar vor 250 Jahren. Lessing behandelt unsere heutigen Probleme, lange bevor die erste Fotokamera erfunden wird, mit unvergleichlicher Präzision. Die Dominanz des Grauens, die Splitter in der Brust, das blitzschnelle Wegdrehen des Gesichts vor dem Grauen.

Lessing entdeckt auch die Macht der Kunst. Er schreibt, dass die Unlust, die der Schmerz eines anderen Menschen in einem auslöst, durch die Schönheit in Mitleid verwandelt werden kann. Erst die Schönheit vermag Schmerz in Mitleid zu transformieren. Die Fiktion sei in der Lage, die natürliche Abscheu vor der Gewalt in einer Art Würfelbecher in Anteilnahme auszuwerfen.

Das ist vielleicht die politisch brisanteste Möglichkeit der Kunst. Diese Macht ist dem Journalismus, der nicht auf dem Gebiet der menschlichen Vorstellungskräfte zu Hause ist, nicht im selben Maße gegeben. Er hat auch ganz andere Prioritäten. Wie will eine Chefredakteurin ausgerechnet mittels Schönheit die Schreckensbilder aus Syrien erschließen? Dafür braucht sie Zeit, die sie nicht hat. Aber Lessing war überzeugt, dass jeder Mensch, der auch nur für den kürzesten Augenblick seines Lebens den Todeskampf des Laokoon geschaut hat, genau das weiß. Genau genommen weiß es nicht nur Lessing, sondern auch die drei griechischen Bildhauer wissen es, die die Skulptur aus dem Stein gehauen haben: Hagesandros, Polydoros und Athanadoros.

Es ist eine bahnbrechende Erkenntnis, und sie ist bereits 250 Jahre alt. Kunst vermag das, wovor Menschen sich von Natur aus fürchten und abwenden, in Mitgefühl zu verwandeln. Genau das leisten unsere Aktionen: die großen Menschheitskatastrophen psychisch aus der Ecke der verdrängten Unlust, der Schmerzen und des Schreckens in die Mitte der öffentlichen Gefühlswelt zurückzuholen.

Die natürliche Reaktion auf die Apokalypse in Bosnien oder Syrien ist die: »Mir ist speiübel!« Kunst bewegt die Gesellschaft nicht aufgrund der Provokation. Die Macht von Kunst liegt darin, menschliche Reaktionen der *Langweilig- oder Übelkeit* mit den Mitteln der Vorstellungskraft – *im Medium der Fiktion* – zu brechen und in Lust, Mitleiden und Mitmenschlichkeit zu verwandeln. Der Journalismus kämpft seit Jahrzehnten mit diesem Problem. Die Kunst kann es lösen. Wie akkurat und wie oft haben Journalisten den Abgrund beschrieben. Geerntet haben die Artikel oftmals Widerwille, Ekel und Abgestumpftheit. Wir sind keine empathische Gesellschaft. Wir geraten erst im Medium der Phantasie zu ihr.

Gewalt dringt in unterschiedlichen Dosierungen in die Seele des Menschen ein. Den Unterschied macht die Reichweite unserer Vorstellungskraft. Die alten Griechen nennen diesen Radius *phantasia*. Die eine schüchtert Gewalt nur ein. Bei anderen mit mehr *phantasia* entwurzelt sie gleich die ganze Seele. Wenn wir in einer Nachrichtensendung zufällig Zeuge von bestürzender Gewalt werden, überträgt sich die Einschüchterung auf uns. Bei empfindsamen Seelen geht das bis zu einem gewissen Grad von Unbewohnbarkeit. Wir alle müssen aber am darauffolgenden Tag dennoch wieder aufstehen, zur Arbeit gehen, Essen kochen. Und zwar auch, wenn wir wissen, dass Kinder in Syrien bombardiert werden.

Für Arthur Schnitzler ist die Herrschaft der Phantasie gleichbedeutend mit dem Wahnsinn. Er schreibt: »Könnte man sich den Tod vorstellen, so wäre das Leben gewissermaßen unmöglich. Und ebensowenig wie den Tod stellt sich jemals der Mensch Ende, Trennung, Leid wirklich vor.« Ein gewisser Grad an Phantasielosigkeit macht das Dasein erst erträglich. Nur durch Vorstellungsmangel sei dem Menschen das Dasein überhaupt möglich.

Der Journalismus erhebt den Anspruch, so nah wie möglich an den Tatsachen zu bleiben. Wir haben die Kunst, um nicht an ihnen zugrunde zu gehen. Sie kann den Weg hinaus weisen. Sie kann die Einschüchterung und den Schrecken des Geistes auflösen. Das Zentrum für Politische Schönheit experimentiert damit, die Abscheu vor den Verbrechen der Menschheit mit der Vorstellungskraft zu brechen und in eine Entschlossenheit zur Humanität umzustürzen. Der Zusammenhang von Phantasie und Humanität ist viel enger, als die meisten Denker annehmen.

Journalismus und Kunst führen beide den Kampf gegen die sozialen Kräfte der Lustlosigkeit, Trägheit, Kälte und Unwilligkeit fort. Für die Humanität. Kunst kann, als Werk an die Öffentlichkeit übergeben, Boden gutmachen. Kunst kann dazu beitragen, dass wir weniger grausam zu uns selbst sind. Dass eine Gesellschaft weniger grausam ist. Dass wir alle weniger grausam zu den anderen Menschen, im Mittelmeer, in Syrien, sind. Ohne *phantasia* sind wir nicht in der Lage hinzusehen. Fiktion macht es erst möglich, nicht länger wegzuschauen. Mittels Phantasie können wir der menschlichen Pflicht nachkommen, mitmenschlich zu handeln. Deshalb ist Kunst womöglich eine angemessene Form, etwas gegen die Verbrechen unserer Tage auszurichten.

»… dass alle Säuglinge in diesem Winter sterben werden«

Die Aufforderung, sich zu humanisieren, gilt immer der Seele des Einzelnen. »Humanisiert euch!« ist ein Appell, der immer ins Innere gerufen wird. Der Kampf gegen die Barbarei beginnt in unserer eigenen Seele. Kunst ist in der Lage, diesen Kampf entscheidend zu stärken. Die *phantasia* ist ein, in der Sache der Menschenrechte vielleicht *der* Widerstand gegen die Kräfte der Brutalität.

Wir denken viel zu oft an die dunklen Seiten unseres Unvermögens: Wie kalt wir das Grauen hinnehmen. Wie gefühllos wir angesichts des Massensterbens im Mittelmeer sind. Wie abgehärtet wir der Barbarei gegenüber sind. Auch ich habe unser aller Unfähigkeit lange auf diese Weise betrachtet. Es ist der Blick auf einen Menschen, der die Grausamkeit in sich trägt, weil er sie erträgt. Die Forderung nach Humanisierung wäre dann gleichbedeutend mit der Beseitigung der eigenen Brutalität.

Aber eine Reihe von Entdeckungen rund um die gesellschaftlichen Reaktionen auf unsere Aktionen haben mich gelehrt, dass es sich mit »unserer« Grausamkeit tiefgreifend anders verhält. Woher rührt die mangelnde Bereitschaft, sich auf das Leid und Elend anderer Menschen einzulassen? Warum suchen wir beispielsweise nicht die Nähe von Obdachlosen?

Ich möchte das mit der Notiz einer Frau aufzeigen, die zu den wichtigsten zählt, die ich in den letzten Jahren finden konnte. Es ist die Zeit des Zweiten Weltkriegs. Astrid Lindgren reflektiert in ihrem Tagebuch über die Lakonie und Kürze der Schreckensmeldungen, die sie täglich in den Zeitungen vorfindet: »Wie gut, dass man nicht genügend Phantasie hat, um sich all die Leiden vorzustellen.« Die Zeitungen überbieten sich mit Reportagen und Texten zu einer einfachen Nachricht wie der, dass Paris besetzt wird und dass das Hakenkreuz vom Eiffelturm herunterweht. Wenn aber Hitlers Truppen in die Ukraine oder die Rote Armee in Finnland eindringen, werden die Zeitungen kurzatmig und verstecken die Katastrophe in Form von Zweizeilern. Lindgren meint, dass es dann nicht das Schlechteste sei, dass ihr die Phantasie nicht reicht, sich klarzumachen, was das für den einzelnen Menschen in der Ukraine oder in Finnland bedeutet.

Journalisten tragen Meldungen zusammen. Sie schildern die Weltlage. Manchmal ausführlicher, manchmal abgehackt. Das Problem des modernen Journalismus, das Lindgren sieht, beschäftigte lange vor ihr bereits Quintilian. Es verhielt sich im Römischen Reich nicht grundsätzlich anders: »Ohne Zweifel drückt die Nachricht, daß eine Stadt geplündert wurde, alles aus, was ein solcher Schlag des Schicksals enthält, aber sie dringt, ihrer Kürze wegen, nicht tief genug in die Gefühle der Zuhörer. Wenn man aber das, was in den Worten beschlossen liegt, öffnet, dann wird man das Flammenmeer sehen […], das Fliehen der einen, die letzte Umarmung der anderen.«

Die Nachrichten im Zweiten Weltkrieg sind zu kurz. Die Nachrichten zu den Menschheitskatastrophen sind manchmal viel zu kurz. Astrid Lindgren und Arthur Schnitzler schätzen diese Kürze, weil sie sie für überlebensnotwendig halten. Aber reißen wir die Plane der Bewertung einmal herunter, erkennen wir mit einem römischen Lehrer der Kunst der Rede, dass die *phantasia* tiefer »in die Gefühle der Zuhörer« eindringt, wenn wir das, »was in den Worten beschlossen liegt« mit ihr öffnen.

Die Klage, der Mensch verfüge nicht über ausreichend Phantasie für das Unrecht dieser Welt, ist eine Standardklage. Über den Holocaust heißt es wieder und wieder, er sei »unvorstellbar«. Ich misstraue dieser Behauptung. Nicht weil sich im Holocaust nicht unvorstellbare Dinge ereignet hätten. Aber seine Schrecken verdienen es nicht, mit philosophischem Fatalismus abgedeckt zu werden. Das Leid der Menschen, die der Holocaust vernichtet hat, schreit geradezu danach, *vorgestellt* zu werden. Den Holocaust als etwas zu betrachten, das sich jenseits aller Vorstellungskraft befindet, entlastet uns erst von der anstrengenden und aufreibenden Suche nach Vorstellungen.

Der Topos, die Verbrechen des Holocaust seien unvorstellbar, dient vielen als Vorwand, die Quellen gar nicht erst zu studieren und zu versuchen, sich das Geschehene vorzustellen. Wer sich die Mühe macht, die Bücher, Dokumente, Prozessakten und Gespräche mit den Überlebenden genau zu lesen, der kommt schon zu so etwas wie einer Vorstellung davon, was sich in Auschwitz oder der Schlucht von Babyn Jar abgespielt hat. Sie oder er kann sich die Verbrechen des Holocaust genauer und besser vorstellen als jemand, der die Zeugnisse einfach ignoriert, weil es ja unvorstellbar sei, was da geschehen ist. Das gilt übrigens in jedem Krieg und für jedes Verbrechen.

Die Vorstellung, die sich die Einzelne von Auschwitz macht, kann armselig sein im Vergleich zu dem, was sich in Wirklichkeit ereignet hat. Aber eine vage Vorstellung der Verbrechen halte ich für immer noch besser als gar keine Vorstellung. Versuchen zu verstehen ist immer noch besser, als nie mit der Suche zu beginnen. Wir sollten die eigene Bequemlichkeit nicht mit philosophischem Fatalismus entschuldigen.

Eine meiner wichtigsten Entdeckungen bestand in der Erkenntnis, dass wir nicht aus Mangel an gutem Willen oder aus purer Bösartigkeit unfähig sind, uns in die Lage anderer Menschen zu versetzen. Wir sind immer nur aus Mangel an Vorstellungskraft unfähig dazu mitzuleiden. Das ist eine Erkenntnis, die Hoffnungen weckt. Unser Unvermögen liegt nicht an einer inhärenten Herzlosigkeit des

Menschen, sondern an der Enge und den Grenzen unseres eigenen Vorstellungsvermögens.

Wenn wir uns nicht auf die Menschen in den Schlauchbooten im Mittelmeer konzentrieren, fehlt nur eines, um das doch zu tun: Phantasie! Sie fehlt uns nicht in dem Sinne, dass wir uns andere Menschen nicht einbilden können. Sie fehlt, weil es überraschend vielen Menschen schwerfällt, sich ihrer Einbildungskraft zu bedienen. Diese Schwerfälligkeit ist dem Wesen nach aber dieselbe, die uns beim Kopfrechnen überkommt. In der Schule trainieren wir die mathematischen Rechenleistungen unseres Gehirns. So, wie Schüler tagein, tagaus die Schwerfälligkeit überwinden, Zahlen zusammenzuzählen, zu multiplizieren und zu dividieren, so sollten sich manche Erwachsenen darin üben, ihre Schwerfälligkeit in Sachen Einbildungsvermögen abzulegen. Wir haben nichts anderes als *phantasia*, um uns in andere Menschen hineinzuversetzen.

Treten wir einen Schritt zurück. Ich möchte Sie für einen Augenblick an den Rand der letzten europäischen Katastrophe führen. Hin zu dem, was der damalige Sprecher des US-Repräsentantenhauses, Newt Gingrich, als »schlimmste Erniedrigung für die westlichen Demokratien seit den 30er-Jahren« bezeichnete. Ich habe zum Völkermord von Srebrenica bestimmt weit über hunderttausend Seiten gelesen. Ich habe einen Film gedreht, wie er mit den einfachsten Mitteln hätte verhindert werden können. Wenn sich Menschen in den schrecklichen Einzelheiten vorstellen, was in Srebrenica passiert ist, können sie tatsächlich verrückt werden. Die eigenen Vorstellungen nicht mit Srebrenica aufzuwühlen kann, wie Astrid Lindgren und Arthur Schnitzler das sehen, eine Form des Selbstschutzes sein. Das liegt daran, dass Vorstellungen in uns sind. Es fehlt an Distanz, wenn wir uns die Todesangst von zehn Menschen im Wald nördlich Srebrenicas vorstellen. Und die Todesangst von fünfzehntausend Menschen? Vorwiegend Männer, junge wie alte, gesunde wie kranke, die sich in den Wäldern verstecken und dann eingefangen werden wie Vieh, um vor den Augen der Weltöffentlichkeit abgeschlachtet zu werden?

Phantasie kann einen bei den großen Verbrechen in den Wahnsinn treiben. Niemand versetzt sich *von sich aus* bereitwillig in den

Abgrund. Niemand will sich aufs Genaueste vorstellen, wie es für Hunderttausende Menschen ist, in einem Flüchtlingslager in der jordanischen Wüste festzusitzen. Sie malen sich die Gefühle nicht aus, die einen durchschnittlichen Menschen dazu bringen, in einem Schlauchboot das Mittelmeer zu überqueren. Wenn wir uns das vorstellten, würden wir verrückt werden. Oder etwa nicht?

Ich bin da anderer Auffassung. Ich halte die Begründung für zynisch. Gerade wir haben die Pflicht, uns das vorzustellen. Gerade wir als die Freien, Satten und Glückseligen dürfen uns das schon zumuten. Wir dürfen uns zumuten, auszumalen, woran unsere Mitmenschen sterben. Es ist ja nicht so, dass unsere Phantasie dafür nicht reichen würde. Es sind das innere Gleichgewicht und die seelische Stärke, die vielleicht nicht unbegrenzt vorhanden sind. Aber solange wir mit den Mitteln beschenkt sind, das Schicksal von Millionen Menschen zu verbessern, solange dürfen wir uns etwas Phantasie schon zumuten. Dafür benötigt eine Gesellschaft die Waffen der Kunst. Der Zusammenschluss von Journalismus, Humanismus und Vorstellungsvermögen (Fiktion) kann thermonukleare Regungen erzeugen, die eine Gesellschaft zum Besseren wandeln.

Es mag schwierig erscheinen, sich die Trauer eines syrischen Kindes über den Verlust seiner Heimat vorzustellen. Wir müssen es trotzdem versuchen. Wir haben weder die Armut noch das Recht, es nicht zu tun. Wenn der Öffentlichkeit Veränderungen wichtig sind, wenn ihr die Rettung des Humanismus am Herzen liegt, dann muss sich zur Macht des Journalismus, zur vierten Gewalt, die Macht der Kunst, die ich fünfte Gewalt nenne, gesellen. Dann braucht es ein Bündnis von vierter und fünfter Gewalt. Das Zentrum für Politische Schönheit zeugt von den Kräften dieses Bündnisses. Fiktionen können die Öffentlichkeit zum Besseren bewegen.

Wer beginnt, sich vorzustellen, was eine Mutter mit Kind auf dem Schoß im Schlauchboot durchlebt, wie sie der Gleichgültigkeit der Natur ausgeliefert ist, der blendet das nicht mehr aus. Der schafft es nicht, sein normales Leben weiterzuleben. Der bleibt liegen. Alles wird relativ im Angesicht des Ausgeliefertseins dieser Mutter. *Was sind das für Zeiten, wo ein Gespräch über Bäume fast ein Verbrechen ist, weil es ein Schweigen über so viele Untaten einschließt! (Bertolt Brecht).*

Nicht nur durch die Medien, auch durch unsere Vorstellungskraft erlangen wir unseren Zugang zur Welt. Warum auch nicht? Warum eigentlich nicht? Es ist die altehrwürdige *res publica*, die Sache der Öffentlichkeit. Es ist unsere Sache, die europäische, ob Menschen ertrinken oder nicht. Irgendwer mit viel Macht hat für uns entschieden, dass da niemand auf vernünftigem Wege, *mit dem Flugzeug etwa*, zu uns kommen kann. Aber müssen wir das dulden? Verschließen wir deswegen die Augen unserer Phantasie vor dem, was dadurch erst geschieht?

Wir müssen uns in die Menschen hineinversetzen, die in Aleppo kauern. Wir müssen uns vorstellen, was in den Zweizeilermeldungen beschlossen liegt. Wir müssen es mit *phantasia* öffnen. Nur so kommen wir dahinter, wie Rettung aussieht. Nur so sehen wir, wie es sein könnte.

Wenn ein Flugzeug mit zwölf Amerikanern abstürzt, findet noch der letzte redselige Angehörige Gehör in der Weltöffentlichkeit. Wenn es zweihundert Brasilianer sind, wird das schon schwieriger. Im Mittelmeer ertrinken Menschen. Sie haben Angehörige, die um sie trauern. Sie haben zum Abschied ihre Hände oder Stirn berührt. Sie waren zärtlich zu ihnen. Sie sind alle Könige für irgendwen auf der Welt. Sie sind wie wir.

Um Arme oder Fremde wie Könige zu behandeln, brauchen wir nur die Liebenswürdigkeit, uns vorzustellen, dass es sich um Könige handelt. Jedes Kind beherrscht dieses Spiel besser als die kopfrechenstarken, phantasieschwachen Erwachsenen unserer Tage, die sich als ach so engagierte aufgeklärte Bürger betrachten, aber beim Flugzeugabsturz auf ihre Nationalität reduzierte Menschen wegfühlen können. Die Phantasie ermöglicht dem Menschen erst seine Humanität. Ohne Einbildungskraft keine Mitmenschlichkeit.

Wir können der Menschlichkeit durch den Gebrauch unserer Phantasie gerecht werden. Wir müssen uns vorstellen, *dass* und *was* andere Menschen sind. Das verbirgt sich hinter der Liebenswürdigkeit, sie anständig zu behandeln: Menschen zu erkennen. Wenn wir den Menschen hinter einer jungen Frau aus Mali nicht sehen, die in Tripolis misshandelt wird oder verzweifelt nach etwas zu essen sucht, können wir uns immer noch ihr Dasein vorstellen. Es gibt sie.

Sie erlebt gerade Unvorstellbares. In Tripolis. Wir sind der einzige Grund für ihr Leiden. Unsere Abschottung. Und unsere Phantasielosigkeit. Diese Frau besitzt dieselbe Zerbrechlichkeit, dieselbe Verzweiflung wie wir. Wenn es das einfacher macht, sehen Sie in ihr eine entthronte Königin, eine nie weltberühmt gewordene Schriftstellerin oder die Schauspielerin, die sie geworden wäre, hätte der Krieg nicht ihr Leben zerstört. Warum kann die Europäische Union diese Menschen nicht schützen?

Es ist die Macht der Kunst – sei es der Literatur, Theater oder Malerei –, sich das vorzustellen. Die Fiktion hilft dabei, den Augenblick vorzubereiten, in dem ein Mensch in einem anderen sein eigenes Leben erkennt. Dieser Erkenntnismoment kann lange auf sich warten lassen. Er ist nicht halb so schnell wie Rassismus (der denselben Menschen verunglimpfen, entmenschlichen oder durch Worte beseitigen kann). Menschenverachtung ist schnell. Phantasie braucht Zeit. Humanität ist langsam.

Was ist das politische Problem der jungen Frau in Tripolis? Sie wird entrechtet. Aber sie ist ein Mensch. Ihr stehen dieselben Rechte zu. Wie jedem von uns. Wir können ihre Rechte beugen. Wir können hoffen, dass sie von professionellen Entführern geschnappt, eingesperrt und vergewaltigt wird. Wir können hoffen, dass ihre Familie allen Besitz für sie verkauft, um sie auszulösen. Dass sie dann Europa ihren verwundeten Rücken zudreht und nach Hause zurückkehrt. Das ist alles, wozu wir heutzutage politisch in der Lage sind. Das ist der Leitgedanke unserer Politik. Zu mehr ist unsere Regierung nicht fähig. Wie glaubwürdig können wir für universelle Menschenrechte eintreten und zugleich eine korrupte libysche Küstenwache ausbilden, ausrüsten und finanzieren?

Wir wissen, dass wir nicht das Recht haben, das zu tun. Es ist böse. Wir dürften die Suchenden auf dem Mittelmeer nicht rechtlos machen. Nichts und niemand berechtigt uns dazu. Wir haben uns dadurch selbst entwürdigt. Wir verfallen. Als Zivilisation. Moralisch. Die Kunst der Humanität besteht darin, die Rechtlosen als Rechtsfähige zu erkennen. Die Armen als Könige. Die Fremden als Freunde. Die Obdachlosen als Frierende.

Darin besteht schon die ganze Kunst der Humanität. Genau wie

Kopfrechnen ist das erlernbar. Jede Revolution nimmt genau hier ihren Lauf. Jede politische Bewegung zur Durchsetzung der Menschenrechte – seien es die Grundrechte in der attischen Demokratie, die Rechte der Frauen zu Beginn des 20. Jahrhunderts oder die Rechte der Schwarzen in den Südstaaten – stieß auf Regierende, die die Vorstellung als ziemlich widerlich empfanden, als ästhetisches Problem, Bürger, Frauen oder Schwarze als Menschen mit gleichen Rechten zu betrachten.

Behandeln wir es als Spiel um Humanität. Derzeit sind wir darin die größten Verlierer. Wir setzen auf Menschenfeindlichkeit gegen Menschen, die ihr Land, ihre Heimat und ihre Würde verloren haben. Wir erweisen uns ihrer nicht als würdig. Dass die Würde des Menschen unantastbar ist, ist eine einzige Aufforderung zum Gebrauch der eigenen Einbildungskraft.

Über diesen Gedanken soll ein Satz von Astrid Lindgren stehen, den sie mit scheinbarer Leichtigkeit in ihr Kriegstagebuch geworfen hat. Viele aus der Zeit des Zweiten Weltkrieges rätseln. Sie rätseln über die Ereignisse. Sie verzweifeln an der Kürze der Zeitungsmeldungen. Der große Schlachtruf der damaligen Zeit lautet: *Wenn man doch nur wüsste!* Es gab wenige bis gar keine Einzelheiten zum Einfall der sowjetischen Armee in Finnland. *Wenn man doch nur wüsste!*

Lindgren vertreibt sich die Zeit mit einem ganz eigenen Vergnügen. Sie schneidet die Schlagzeilen mit der Schere aus den Zeitungen aus. Sie nennt es die »Ernte des Tages«. Sie klebt die Zweizeilermeldungen in ihr Tagebuch. Und dann dichtet sie die Entsetzlichkeit der Wirklichkeit an den Rand dazu. Weil das menschliche Grauen in den Zeitungen fehlt, setzt sie es hinzu. Sie versucht, die Kürze der Zweizeilermeldungen mit ihrem Vorstellungsvermögen zu öffnen. Lindgren schleift förmlich ihre Phantasie daran. Um damit die Stummheit der Gewalt zu dechiffrieren.

Der Satz, über den ich stolperte und der im Kern zeigt, was ich meine, steckt in einem ganzen Absatz über Deutschland: »Die entsetzliche Not in Deutschland geht aus meinen Ausschnitten wahrscheinlich nicht hervor. In Wien und Berlin rechnet man damit, *dass alle Säuglinge in diesem Winter sterben werden*.« Darum geht es.

Ein barbarischer Satz, der für die Wirklichkeit ausreicht. Aber er fehlt in der Zeitung. Noch heute würden eher wenige Redaktionen wagen, den Satz so in einen Text über Syrien zu drucken, so wahr er auch ist. Lindgren liest. Sie hat im Zweiten Weltkrieg die Arbeit an *Pippi Langstrumpf* beendet. Für sie schimmert diese eine Gewissheit, dass alle Säuglinge in diesem Winter sterben, durch die Kurzatmigkeit der Meldungen hindurch. Er fehlt in den Medien. Er fehlt in den Geschichtsbüchern. Er ist in Lindgrens Phantasie.

Einzig darum geht es beim Streben nach Humanität. An unserem Phantasievermögen lässt sich schon der Grad an Humanität ablesen. Die Säuglinge sind unsichtbar. Ihre Rechtlosigkeit ist unsichtbar. Es kommt darauf an, sie sichtbar zu machen. Wer niemanden sieht auf dem Mittelmeer, dem fehlt auch kein Mitgefühl. Die Sozialwissenschaften rechnen deshalb auch die Sichtbarkeit zu Empathie fördernden Signalen. Um unsere barbarische Politik zu humanisieren, für die Grundrechte von Menschen einzutreten, benötigen wir nur: Vorstellungskraft. Machen wir dieses Heer der Entrechteten sichtbar. Sie sind da. Sie sind da draußen.

Es mag dauern, aus den Nachrichten der *Tagesschau* zur Erkenntnis vom Tod aller Säuglinge vorzudringen. Lindgren brauchte dafür aber nur die Schere, Leim und Tagebuch. Das sollte uns zu denken geben. Die Abkehr vom Wissen um die Zärtlich- und Verletzbarkeit des Menschen ist das Ende unserer Menschlichkeit. Wir müssen uns höchstens zu mehr Härte im Gebrauch unserer Vorstellungen zwingen. Oder wie Sophie Scholl es formulierte: »Mit hartem Geist und weichem Herz.«

Die Kunst der Humanität besteht darin, das menschliche Elend zu denken, das sich hinter den Meldungen versteckt. Wen trifft unsere Politik? Wer sitzt da? Was fühlt dieser Mensch? Durch was geht sie durch? Was macht ihr Körper? Wie geht es ihrem Geist? Ist sie verletzt? Was braucht sie? Wer die Vorstellungen aushält, wird mit Rettung belohnt. Denn hinter den genauen Vorstellungen, wie etwas ist, wartet stets die rettende Vorstellung, wie es sein sollte.

Wir brauchen die granulare Vorstellungskraft gegen das Nichtsichtbare. Die Menschen auf den Booten, in Aleppo oder in Tripolis mögen einem bestimmten Land oder einer bestimmten Religion angehören. Sie symbolisieren aber in ihrer Gefährdung, in ihrer Verletzlichkeit und ihrem Ausgeliefertsein das Menschliche, das wir alle sind. Sie sind, was uns mit unserem Menschsein verbindet: Ängste, Schmerz, Verletzlichkeit, Bedürfnisse, Erwartungen, Hoffnungen, Ziele – all das und tausend anderer Gefühle verbinden uns mit ihnen. Barbarei ist schnell. Die Kunst der Humanität braucht Zeit.

Europa friert und hungert. Astrid Lindgren sieht die Säuglinge sterben. Sie steht an der Meerenge zur Wirklichkeit. Wir alle müssen die Säuglinge sterben sehen. Nicht nur die Säuglinge. Sind denn die Alten nicht telegen genug für unsere Anteilnahme? Die Broschüren der Caritas mit den ganzen hungernden Kleinkindern wollte ich einmal mit der Forderung überdrucken: *Wo sind die Alten? Zeigt uns die Alten! Wir wollen die Alten sehen!*